Por que ninguém me disse isso antes?

Por que ninguém me disse isso antes?

Dra. JULIE SMITH

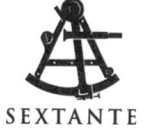
SEXTANTE

Título original: *Why Has Nobody Told Me This Before?*

Copyright © 2022 por Dra. Julie Smith
Copyright da tradução © 2022 por GMT Editores Ltda.

A figura 1 foi adaptada do livro de Isabel Clarke & Hannah Wilson (orgs.), *Cognitive Behaviour Therapy for Acute Inpatient Mental Health Units: Working with Clients, Staff and the Milieu*, © 2009 Routledge. Reproduzida com permissão do Taylor & Francis Group.

Publicado mediante acordo com Rachel Mills Literary Ltda.

Todos os direitos reservados. Nenhuma parte deste livro pode ser utilizada ou reproduzida sob quaisquer meios existentes sem autorização por escrito dos editores.

coordenação editorial: Alice Dias
produção editorial: Livia Cabrini
tradução: Lúcia Ribeiro da Silva
preparo de originais: BR75 | Silvia Rebello
revisão: Ana Grillo e Priscila Cerqueira
diagramação: Valéria Teixeira
capa: Lee Motley
adaptação de capa: Gustavo Cardoso
impressão e acabamento: Cromosete Gráfica e Editora Ltda.

CIP-BRASIL. CATALOGAÇÃO NA PUBLICAÇÃO
SINDICATO NACIONAL DOS EDITORES DE LIVROS, RJ

S646p

Smith, Julie
    Por que ninguém me disse isso antes? / Julie Smith ; tradução Lúcia Ribeiro da Silva. - 1. ed. - Rio de Janeiro : Sextante, 2022.
    272 p. ; 23 cm

    Tradução de: Why has nobody told me this before?
    ISBN 978-65-5564-470-8

    1. Saúde mental - Aspectos psicológicos. 2. Emoções. 3. Conduta. I. Silva, Lúcia Ribeiro da. II. Título.

22-79457
CDD: 152.4
CDU: 159.942

Meri Gleice Rodrigues de Souza - Bibliotecária - CRB-7/643

Todos os direitos reservados, no Brasil, por
GMT Editores Ltda.
Rua Voluntários da Pátria, 45 – 14º andar – Botafogo
22270-000 – Rio de Janeiro – RJ
Tel.: (21) 2538-4100
E-mail: atendimento@sextante.com.br
www.sextante.com.br

Para Matthew.

Se é minha a tinta, é seu o papel.

Como em todas as nossas aventuras,
chegamos aqui juntos.

Sumário

Introdução   11

Parte 1   Sobre o desânimo

1. Compreendendo o abatimento   18
2. Atenção às armadilhas do humor   27
3. Coisas que ajudam   38
4. Como transformar dias ruins em dias melhores   46
5. Como acertar no básico   53

Parte 2   Sobre a motivação

6. Compreendendo a motivação   64
7. Como alimentar o sentimento de motivação   68
8. Como fazer algo mesmo sem vontade   76
9. Grandes mudanças de vida: por onde começar?   85

Parte 3   Sobre a dor emocional

10. Não quero mais sofrer!   90
11. O que fazer com as emoções   94
12. Como explorar o poder das palavras   101
13. Como apoiar alguém   105

Parte 4 Sobre o luto

   14 Compreendendo o luto   110

   15 As etapas do luto   113

   16 As tarefas do luto   117

   17 Os pilares de força   123

Parte 5 Sobre duvidar de si

   18 Como lidar com as críticas e desaprovações   128

   19 A chave para construir a autoconfiança   136

   20 Você não se resume aos seus erros   144

   21 Ser bom o bastante   149

Parte 6 Sobre o medo

   22 Não quero mais sentir medo!   158

   23 Comportamentos que pioram a angústia   162

   24 Como aplacar a angústia agora mesmo   165

   25 O que fazer com os pensamentos angustiantes   168

   26 O medo do inevitável   181

Parte 7 Sobre o estresse

   27 O estresse é diferente da angústia?   190

   28 Por que reduzir o estresse não é a única solução   194

   29 Quando o estresse bom se torna ruim   197

   30 Faça o estresse trabalhar por você   202

   31 Enfrente, quando for importante   212

Parte 8 Sobre uma vida significativa

32	O problema do "eu só quero ser feliz"	222
33	Defina o que importa	227
34	Como criar uma vida plena de sentido	234
35	Relacionamentos	237
36	Quando buscar ajuda	252

Bibliografia	255
Recursos	264
Agradecimentos	266
Ferramentas avulsas	268

Introdução

Eu estava no meu consultório, sentada diante de uma jovem. Ela parecia relaxada na poltrona, com os braços se movendo levemente ao falar comigo. Era uma transformação, comparada à tensão e ao nervosismo que eu vira em sua primeira sessão de terapia. Tivéramos apenas uma dúzia de encontros. Ela me olhou nos olhos, sorridente, balançou a cabeça e disse: "Que saber? Sei que vai ser difícil, mas sinto que vou conseguir."

Meus olhos arderam e engoli em seco. Um sorriso espalhou-se por todos os músculos do meu rosto. Assim como eu, ela havia sentido a mudança. Algum tempo antes, ela entrara no meu consultório com medo do mundo e de tudo o que tinha de enfrentar. Uma insegurança generalizada a levava a sentir pavor de cada novo desafio. Agora, no entanto, estava com a cabeça um pouco mais erguida. Não por minha causa. Não tenho a capacidade mágica de curar ninguém nem de mudar a vida dos outros. Ela não havia precisado de anos de terapia que investigassem sua infância. Nessa situação, como em muitas outras, meu papel foi basicamente o de uma educadora. Transmiti lições sobre o que diz a ciência e o que funcionou com outras pessoas. Quando ela compreendeu e começou a usar os conceitos e habilidades que ensinei, iniciou-se a transformação. Ela sentiu esperança em relação ao futuro. Passou a acreditar na sua força e a lidar com situações difíceis de um jeito novo e saudável. E, cada vez que o fazia, a confiança na sua capacidade de enfrentar os desafios aumentava um pouco mais.

Ao revisitar tudo o que precisava lembrar para enfrentar a semana seguinte, ela meneou a cabeça, olhou para mim e perguntou: "Por que ninguém me disse isso antes?"

Essas palavras ficaram ecoando na minha cabeça. Ela não foi a primeira nem a última pessoa a me dizer isso. O mesmo cenário se repetira inúmeras vezes. Indivíduos chegavam à terapia certos de que suas emoções intensas e dolorosas eram provenientes de uma falha no seu cérebro ou na sua personalidade. Não acreditavam ter qualquer poder de influenciá-las. Embora a terapia mais profunda e prolongada seja apropriada para muitas pessoas, algumas precisavam simplesmente conhecer um pouco o funcionamento da sua mente e do seu corpo para saber como lidar no dia a dia com a sua saúde mental.

Eu sabia que a catalisadora desse processo não era eu, e sim o conhecimento a que elas estavam sendo apresentadas. Mas as pessoas não deveriam ter que pagar para consultar alguém capaz de conduzi-las nessa jornada; bastaria ter acesso às informações certas sobre o funcionamento da mente. Claro, esses ensinamentos estão por aí. No entanto, no mar de desinformações, é preciso saber o que se está procurando.

Comecei a alugar o ouvido do meu pobre marido, falando sobre como as coisas deveriam ser diferentes. "Tudo bem, vá em frente", disse ele. "Faça uns vídeos para o YouTube, ou algo do gênero."

E foi o que fizemos. Juntos, começamos a postar vídeos sobre saúde mental. Como se constatou, eu não era a única interessada nesse tema. Quando dei por mim, estava fazendo vídeos quase diários para milhões de seguidores nas redes sociais. Mas as plataformas que alcançavam o maior número de pessoas pareciam ser as de vídeos curtos. Assim, criei uma grande coleção de vídeos com até 60 segundos para transmitir minhas ideias.

Embora eu tenha conseguido captar a atenção das pessoas, compartilhar algumas descobertas e fazê-las falar sobre saúde mental, ainda queria dar um passo adiante. Quando se faz um vídeo de 60 segundos, inúmeras coisas ficam de fora. Há muitos detalhes que se perdem. Portanto, aqui estão eles. Todos os detalhes e explicações que eu usaria para transmitir esses conceitos em uma sessão de terapia, bem como dicas simples sobre como usá-los, passo a passo.

As orientações deste livro são ensinadas sobretudo na terapia, mas não são habilidades terapêuticas. São habilidades de vida. São ferramentas que podem ajudar cada um de nós a atravessar tempos difíceis e a desabrochar.

Vou esmiuçar o que aprendi como psicóloga e reunir a sabedoria, o conhecimento e as técnicas práticas com que me deparei e que transformaram a minha vida e a das pessoas com quem trabalhei. Aqui é o lugar para esclarecer sua experiência emocional e ter uma ideia clara do que fazer com ela.

Ao compreendermos como funciona a nossa mente e descobrirmos como lidar com as emoções de maneira saudável, não apenas desenvolveremos resiliência, como poderemos evoluir e, com o tempo, experimentar uma sensação de crescimento.

Muitas pessoas esperam sair de sua primeira sessão de terapia já com algum tipo de estratégia que possam usar para atenuar seu sofrimento. Por essa razão, este livro não pretende mergulhar na sua infância a fim de descobrir como e por que você começou a ter dificuldades. Há outros livros excelentes que se dedicam a isso. Na terapia, no entanto, para trabalharmos na cura de traumas passados, devemos dispor de ferramentas para construir a capacidade de recuperação e de tolerar em segurança as emoções aflitivas. Esse poder reside na compreensão das muitas maneiras pelas quais você pode influenciar aquilo que sente e alimentar uma boa saúde mental.

Este livro serve exatamente para isso.

Não se trata de uma terapia, do mesmo modo que um livro sobre como promover a saúde física não é medicina. Trata-se de uma caixa de ferramentas, recheada de técnicas diferentes para serem usadas em diferentes situações. Você não precisa dominar todas ao mesmo tempo. Então escolha aquelas que se encaixem nos desafios que você está enfrentando no momento e procure aplicá-las na sua rotina. Toda habilidade requer tempo para se tornar eficaz, portanto experimente e pratique algumas vezes antes de descartar qualquer uma delas. Não se pode construir uma casa só com um martelo. Cada tarefa requer algo ligeiramente diferente. E, por mais que você adquira habilidade no uso dessas ferramentas, alguns desafios são simplesmente mais difíceis do que outros.

Cuidar da saúde mental não é muito diferente de aprimorar a saúde física. Se você pusesse a saúde geral numa escala numérica em que o zero fosse um estado neutro – nem bom nem ruim –, um número abaixo de zero indicaria um problema, e qualquer número acima de zero indicaria boa saúde. Nas últimas décadas virou moda cuidar do corpo com alimentação e exercício, porém só mais recentemente tornou-se aceitável trabalhar de maneira objetiva para proteger a saúde mental. Isso significa que você não precisa esperar pelas dificuldades para usar este livro, porque desenvolver a resiliência e uma boa disposição mental é algo benéfico, mesmo que no momento você não esteja sofrendo.

Ao proporcionar ao corpo uma alimentação adequada e uma rotina de exercícios que geram energia e força, você o torna mais apto a combater infecções e a se curar quando adoece. O mesmo acontece com a mente. Quanto mais trabalhamos na construção da autoconsciência e da resiliência enquanto tudo vai bem, mais aptos nos tornamos para enfrentar os desafios da vida quando eles se apresentam.

Se você escolher uma ferramenta e aplicá-la nos momentos difíceis, não pare quando tudo começar a melhorar. Mesmo quando você se sente bem, essas habilidades são necessárias para nutrir a mente. É como pagar uma prestação da casa própria, em vez de um aluguel. Você está investindo na sua saúde futura.

Escrevi este livro baseada em pesquisas, mas não me apoiei apenas nisso. Sei que essas orientações são úteis porque também pude constatar sua eficácia na prática, na vida de pessoas reais, seguidas vezes. A esperança existe. Com as informações certas e um pouco de autoconsciência, é possível extrair força da adversidade.

Quando alguém escreve um livro de autoajuda, muita gente fica com a impressão de que essa pessoa é plenamente resolvida e não tem problemas. Tenho visto vários autores desse tipo perpetuarem tal ideia. Muitos parecem querer mostrar que os desafios da vida não lhes deixam marcas nem cicatrizes. Sugerem que seus livros contêm as respostas – todas as respostas de que alguém possa precisar na vida, para sempre. Deixe-me desmistificar isso agora mesmo.

Como psicóloga, li muitas pesquisas a respeito desse assunto e fui treinada para orientar pessoas em sua busca por mudanças positivas. Mas também sou humana e, portanto, sujeita a vulnerabilidades. As ferramentas que apresento aqui não impedem que a vida lance desafios sobre nós, mas nos ajudam a encontrar o rumo, a desviar quando necessário, a cair e levantar de novo. Não impedem que nos percamos, mas nos fazem perceber que nos perdemos – e nos prepara para retornar corajosamente a uma vida plena de sentido e objetivo. Enfim, não trago a chave para uma existência sem problemas, e sim um conjunto de ações práticas que já ajudaram muita gente, inclusive a mim, a encontrar seu caminho.

A jornada até aqui...

Não sou guru nem tenho todas as respostas para os enigmas do Universo. Este livro é parte diário, parte guia. De certo modo, sempre estive em uma busca pessoal para descobrir como tudo se encaixa. Então, o que apresento aqui sou eu utilizando todas as horas que passei lendo, escrevendo e falando com pessoas reais, na terapia, para entender um pouco mais sobre o ser humano e sobre o que nos ajuda enquanto estamos aqui. Esta é apenas a minha jornada até o presente momento. Continuo a aprender e a me admirar com as pessoas que encontro. Os cientistas continuam a fazer perguntas melhores e a descobrir respostas melhores. Assim, aqui está o conjunto das coisas mais importantes que aprendi até agora e que ajudaram a mim e as pessoas com quem trabalho a encontrar um caminho em meio à luta humana.

Este livro, portanto, não garantirá que você viva o restante de seus dias com um sorriso no rosto. Ele lhe apresentará os instrumentos para ter certeza de que, quando sorrir, será por um sentimento verdadeiro. Ele vai oferecer as ferramentas de que você precisa para sempre reavaliar suas atitudes e encontrar sua direção, retornando a hábitos mais saudáveis e à autoconsciência.

As ferramentas podem parecer ótimas na caixa, mas só ajudam quando você as tira de lá e começa a usá-las. Toda ferramenta exige prática. Se você não acertar o prego com o martelo desta vez, volte mais tarde e tente de novo. Humana que sou, também continuo a fazer isso, e incluí apenas técnicas e habilidades que testei e descobri serem realmente úteis. Este livro é um recurso, tanto para mim quanto para você. Continuarei voltando a ele, repetidas vezes, sempre que sentir necessidade. O meu desejo é que você faça o mesmo e que ele seja uma caixa de ferramentas que ajude você pela vida inteira.

PARTE 1
Sobre o desânimo

CAPÍTULO 1

Compreendendo o abatimento

Todo mundo tem dias de desânimo.
Todo mundo.
Mas a frequência desses dias e a intensidade do desânimo variam de pessoa para pessoa.
Pude perceber, ao longo de anos como psicóloga, o quanto as pessoas lutam contra o desânimo sem nunca dizerem nada a ninguém. Amigos e parentes nem sequer imaginariam. Elas mascaram o abatimento, ignoram o problema e se concentram em atender às expectativas. Muitas chegam à terapia depois de terem feito isso durante anos.
Essas pessoas têm a impressão de estar errando em algo. Comparam-se com quem parece estar bem o tempo todo – com quem está sempre sorrindo e, aparentemente, cheio de energia.
Deixam-se levar pela ideia de que algumas pessoas simplesmente são assim e de que a felicidade é algo como um traço de personalidade: ou você tem, ou não tem.
Quando vemos o abatimento puramente como uma falha do cérebro, achamos que não há solução e passamos a nos empenhar em esconder o problema. Tocamos o dia cumprindo nossas obrigações, sorrindo para as pessoas certas, mas nos sentindo sempre meio vazios e derrotados pelo desânimo, sem aproveitar a vida do modo como nos dizem que deveríamos.
Repare um pouco na temperatura do seu corpo. Talvez você se sinta perfeitamente confortável, ou pode ser que esteja com muito calor ou muito frio. Embora essas variações possam ser sintoma de infecção ou

doença, geralmente resultam de algo à sua volta. É possível que você tenha esquecido o casaco, que costuma bastar para combater o frio. Talvez o tempo tenha ficado nublado e chuvoso. Pode ser que você esteja com fome ou com sede. Quando corre para pegar o ônibus, você nota o corpo esquentando. Nossa temperatura corporal é afetada pelo ambiente, tanto interno quanto externo. E nós também temos o poder de influenciá-la. O mesmo acontece com o nosso estado emocional. Quando nos sentimos desanimados, isso pode ter sido influenciado por diversos fatores internos e externos, mas, quando entendemos quais são essas influências, podemos usar esse conhecimento para nos guiar na direção desejada. Às vezes basta pegar mais um agasalho. Às vezes precisamos de algo mais.

Uma coisa que a ciência tem confirmado e que as pessoas aprendem com frequência na terapia é que temos mais poder de influenciar nossas emoções do que supomos.

Isso significa que podemos trabalhar pelo nosso bem-estar e tomar as rédeas da nossa saúde emocional. E também nos lembra que o nosso estado de espírito não é fixo nem define quem somos – é apenas uma sensação que experimentamos.

Não estou dizendo que podemos afastar de vez a tristeza, o desânimo ou a depressão. A vida continua a nos apresentar dificuldades, dores e perdas. Isso sempre se refletirá em nossa saúde física e mental. O que estou afirmando, ao contrário, é que podemos montar uma caixa de ferramentas com itens que nos ajudem a lidar com esses reveses. Quanto mais usarmos essas ferramentas, mais ganharemos habilidade para aplicá-las. Assim, quando surgirem problemas que possam nos abater, teremos recursos para enfrentá-los.

Os conceitos e habilidades descritos aqui são para todos. Pesquisas mostram que eles são úteis para pessoas deprimidas, mas não são um medicamento. São habilidades para viver melhor, que todos podemos usar ao passar por oscilações de humor, sejam grandes ou pequenas. Mas se você tem um transtorno mental grave ou duradouro, não deixe de procurar também a ajuda de um profissional especializado.

Como se criam os sentimentos

Dormir é uma bênção. Mas de repente o despertador agride meus ouvidos, berrando aquele som que eu detesto. Meu corpo todo vibra, surpreendido pela onda de choque. Recorro a função soneca e torno a me deitar. Minha cabeça dói e eu me sinto irritada. Função soneca de novo. Se eu não me levantar logo, as crianças vão se atrasar para a escola. Preciso me aprontar para a reunião. Fecho os olhos e visualizo a lista de tarefas que me aguarda sobre a mesa do escritório. Pavor. Irritação. Cansaço. Não quero lidar com o dia de hoje.

De onde terá vindo esse desânimo? Como foi que acordei assim? Vamos retroceder. Ontem à noite fiquei acordada até tarde, trabalhando. Quando me deitei, estava cansada demais para descer novamente e buscar um copo d'água. Depois meu bebê acordou duas vezes no meio da noite. Não dormi o suficiente e estou desidratada. O alarme alto me despertou de um sono profundo, disparando os hormônios do estresse pelo meu corpo. Meu coração começou a bater acelerado e a sensação que tive foi de já estar estressada.

Cada um desses sinais manda informações ao cérebro. A pessoa não está bem, então o cérebro sai à caça de razões para isso. Ele procura e encontra. Portanto, meu desconforto físico, acarretado pela falta de sono e pela desidratação, ajudou a criar esse estado.

Nem todo abatimento é sinal de desidratação, mas, ao lidarmos com o estado emocional, é preciso lembrar que ele não está só na nossa cabeça. Está também no corpo, nos relacionamentos, no passado e no presente, na situação atual e no estilo de vida. Está em tudo o que fazemos e não fazemos, na nossa dieta e nos nossos pensamentos, nos nossos movimentos e nas nossas lembranças. O modo como nos sentimos não é um simples produto do nosso cérebro. O cérebro trabalha constantemente para dar sentido ao que acontece. Mas dispõe apenas de algumas pistas com que trabalhar. Ele recebe informações do corpo (por exemplo, batimentos cardíacos, respiração, pressão arterial, hormônios) e extrai informações de cada um de nossos sentidos – do que podemos ver, ouvir, tocar, provar e cheirar. Extrai informações dos nossos atos e pensamentos, junta todas essas pistas com as lembranças de quando sentimos coisas parecidas no passado e dá uma sugestão, um bom palpite sobre o que está acontecendo e o que devemos fazer. Às vezes esse palpite pode ser sentido como uma emoção ou um estado de ânimo. O significado que damos a essa emoção e nossa maneira de reagir a ela, por sua vez, mandam informações de volta ao corpo e à mente a respeito do que fazer em seguida (Feldman Barrett, 2017). Portanto, quando se trata de mudar o estado emocional, os ingredientes determinam o resultado.

A via de mão dupla

Muitos livros nos dizem para corrigir nosso modo de pensar. Declaram: "O que você pensa mudará sua maneira de sentir." Mas frequentemente perdem de vista algo crucial. A história não termina aí. A relação funciona nos dois sentidos. O modo como nos sentimos também influi nos tipos de ideias que podem surgir na nossa mente, tornando-nos mais vulneráveis a experimentar pensamentos negativos e autocríticos. Mesmo quando sabemos que nossos padrões de pensamento não estão ajudando, é incrivelmente difícil pensarmos de outra maneira quando nos sentimos para baixo – e é até mais difícil seguirmos a regra de "só pensamentos positivos", frequentemente sugerida nas redes sociais. A mera presença dos pensamentos negativos não significa que eles tenham vindo primeiro e causado o abatimento. Portanto, pensar de outra maneira pode não ser a única solução.

Nosso modo de pensar não é tudo. O que fazemos e não fazemos também influencia nosso humor. Quando nos sentimos para baixo, tudo o que queremos é ficar escondidos. Não sentimos vontade de fazer nada do que normalmente gostamos, então não fazemos. Mas com o tempo isso faz com que nos sintamos ainda pior. Esse círculo vicioso também se aplica ao nosso estado físico. Digamos que a pessoa tenha estado atarefada demais para fazer exercícios durante algumas semanas. Ela sente cansaço e desânimo, de modo que exercitar-se é a última coisa que tem vontade de fazer. Quanto mais evita o exercício, mais se sente letárgica e com menos energia. Quando a energia se reduz, a vontade de fazer exercícios também diminui, abalando imensamente o humor. O desânimo dá vontade de fazer escolhas que desanimam ainda mais.

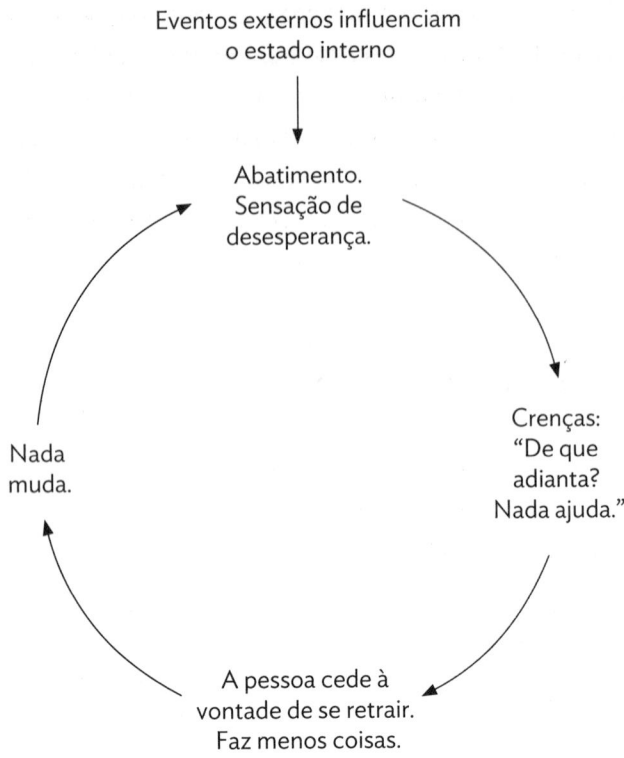

Figura 1: Espiral descendente do abatimento, mostrando como alguns dias de baixo-astral podem nos fazer entrar em uma espiral de depressão. Romper o ciclo é mais fácil quando você o reconhece desde cedo e age sobre ele. Adaptada de Gilbert (1997).

É fácil entrarmos nesse círculo vicioso, porque todos os aspectos diferentes da nossa experiência impactam uns aos outros. No entanto, embora isso nos mostre como podemos ficar presos em uma rotina nociva, também nos mostra a saída.

Todos esses fatores interagem para criar nossa experiência. Mas não experimentamos nossos pensamentos, sensações corporais, emoções e ações separadamente. Nós os experimentamos em conjunto, como uma coisa só. Tal como em um trançado de vime, é difícil notarmos cada haste individualmente. Apenas vemos o cesto como um todo. É por isso que precisamos treinar para decompô-lo em partes. Ao fazê-lo, enxergamos com mais facilidade as mudanças que somos capazes de realizar. A figura 2, a seguir, mostra uma forma simples de decompor a nossa experiência.

Ao analisarmos o cenário dessa maneira, podemos começar a reconhecer não apenas o que fazemos para nos manter estagnados, mas também o que podemos fazer para melhorar.

A maioria das pessoas chega à terapia sabendo que quer mudar o modo como se sente. Elas têm alguns sentimentos desagradáveis (às vezes, excruciantes), que não querem mais vivenciar, e sentem falta de algumas emoções mais enriquecedoras (como alegria e empolgação), que gostariam de sentir com mais frequência. Não existe um botão que possamos apertar para produzir nosso conjunto desejado de emoções diárias. Mas sabemos que o que sentimos está diretamente relacionado com o estado do nosso corpo, com os pensamentos aos quais dedicamos mais tempo e com nossos atos. São essas outras partes da nossa experiência que podemos influenciar e modificar. A retroalimentação constante entre cérebro, corpo e ambiente significa que podemos usá-los para influenciar o que sentimos.

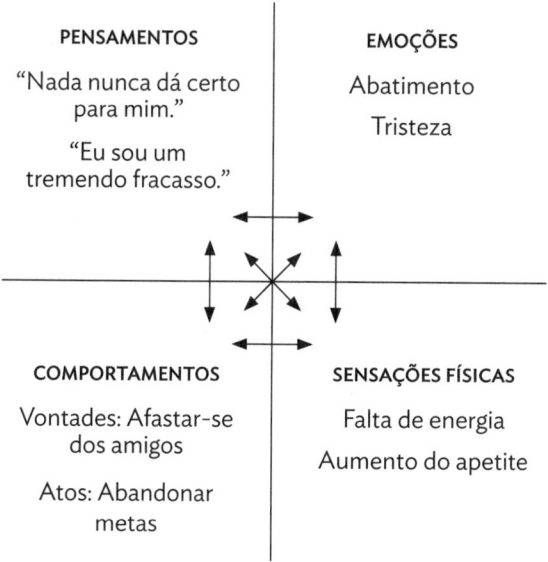

Figura 2: Quanto mais tempo passamos com pensamentos negativos, maior a probabilidade de nos sentirmos para baixo. Mas esse desânimo também nos torna mais vulneráveis a mais pensamentos negativos. Isso nos mostra como ficamos aprisionados em círculos viciosos de abatimento, mas também nos mostra a saída. Adaptada de Greenberger & Padesky (2016).

Por onde começar

O primeiro passo para começar a compreender o abatimento é desenvolver a consciência de cada aspecto da experiência. Isso significa, simplesmente, notar cada um deles. Essa consciência começa quando olhamos para trás. Repassamos mentalmente o dia vivido e escolhemos os momentos a serem examinados em detalhes. Depois, com o tempo e a prática, vamos nos tornando capazes de notá-los na hora em que acontecem. É aí que temos a oportunidade de modificar as coisas.

Na terapia, posso pedir a uma pessoa desanimada que observe como sente o abatimento e seu corpo. Talvez ela note que se sente cansada e letárgica, ou que anda sem apetite. Talvez também note que, quando se sente para baixo, tem ideias como: "Hoje não estou com vontade de fazer nada. Estou com muita preguiça. Nunca terei sucesso. Sou um fiasco." E talvez tenha vontade de voltar a passar um tempo escondida no banheiro do trabalho, vasculhando as redes sociais.

Quando você se familiariza com o que acontece no interior do seu corpo e da sua mente, pode expandir essa consciência a fim de olhar para o que está acontecendo no seu ambiente e nos seus relacionamentos, e ver o impacto que isso exerce na sua experiência interna e no seu comportamento. Não tenha pressa para conhecer os detalhes. *Quando me sinto assim, em que fico pensando? Quando me sinto assim, como fica o meu corpo? Eu estava cuidando bem de mim nos momentos que levaram a esta sensação? Isto é uma emoção ou apenas um incômodo físico proveniente de uma necessidade não atendida?* As perguntas são inúmeras. As respostas podem ser claras, mas às vezes tudo parece complexo demais. Não se preocupe. Continuar a explorar e anotar as experiências ajudará a construir a autoconsciência sobre o que melhora as coisas e o que as faz piorar.

 Caixa de ferramentas: Reflita sobre o que contribui para seu abatimento.

>Use o diagrama transversal (ver figura 2, página 23) para praticar a habilidade de captar os diferentes aspectos da experiência, tanto positivos quanto negativos. Você encontrará na página 268 um

diagrama em branco que poderá preencher. Faça uma pausa de 10 minutos e escolha um momento do dia sobre o qual refletir. Talvez você note que alguns quadrantes são mais fáceis de preencher do que outros.

Refletir sobre os momentos depois que eles acontecem ajudará você a desenvolver aos poucos a capacidade de notar as ligações entre esses aspectos da sua experiência, à medida que eles acontecem.

Experimente: Você pode usar estas perguntas para preencher o diagrama. Ou pode usá-las para simplesmente escrever em um diário.

- Qual era o contexto do momento sobre o qual você está refletindo?
- O que estava acontecendo logo antes de você notar esse novo sentimento?
- Quais eram os seus pensamentos na ocasião?
- Onde você estava concentrando sua atenção?
- Quais eram as emoções presentes?
- Em que parte do corpo você sentiu isso?
- Que outras sensações físicas você notou?
- Que vontades você sentiu?
- Você agiu a respeito dessas vontades?
- Se não agiu, o que fez em vez disso?
- De que modo os seus atos influenciaram as emoções?
- De que modo os seus atos influenciaram seus pensamentos e crenças a respeito da situação?

Resumo do capítulo

- A oscilação de humor é normal. Ninguém fica feliz o tempo todo. Mas também não precisamos ficar à mercê disso. Há coisas que podemos fazer para ajudar.
- O desânimo tende mais a refletir necessidades não atendidas do que um mau funcionamento do cérebro.
- Cada momento da nossa vida pode ser decomposto nos diferentes aspectos da nossa experiência.
- Todos esses elementos influenciam uns aos outros. Isso nos mostra como podemos cair em uma espiral descendente de desânimo, ou até de depressão.
- As nossas emoções são construídas a partir de vários elementos que podemos influenciar.
- Não podemos escolher diretamente nossas emoções e ligá-las ou desligá-las, mas podemos usar as coisas que somos capazes de controlar para alterar aquilo que sentimos.
- O uso do diagrama transversal (ver figura 2, página 23) ajuda a aumentar a consciência do que exerce impacto no nosso humor e do que nos mantém estagnados.

CAPÍTULO 2

Atenção às armadilhas do humor

O problema do alívio instantâneo

O desânimo nos leva a fazer coisas que podem piorar ainda mais nosso humor. Quando sentimos incômodo e abatimento, queremos voltar à sensação de bem-estar e leveza. Nosso cérebro já sabe, por experiência, o que tende a surtir efeito mais rápido. Assim, sentimos vontade de fazer qualquer coisa que faça tudo desaparecer o mais depressa possível. Nós nos entorpecemos, ou nos distraímos e afastamos os sentimentos. Para alguns, isso é feito através do álcool, das drogas ou da comida. Para outros, é obtido assistindo à televisão durante horas, ou circulando pelas redes sociais. Esses comportamentos são muito sedutores, porque funcionam – a curto prazo. Fornecem a distração e o entorpecimento instantâneos pelos quais ansiamos. Isto é, até desligarmos a TV, fecharmos o aplicativo ou ficarmos sóbrios, e então os sentimentos voltam. Toda vez que percorremos esse circuito, os sentimentos voltam com intensidade ainda maior.

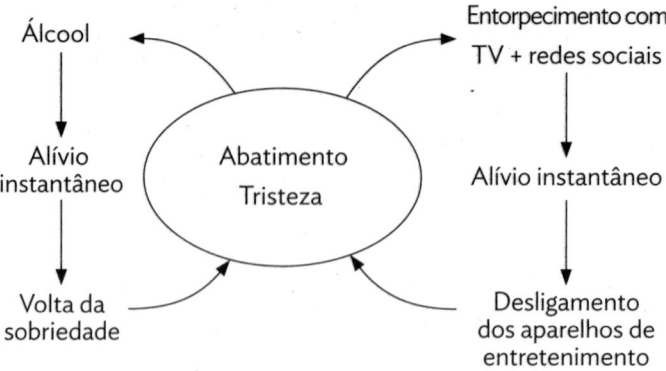

Figura 3: Círculo vicioso do alívio instantâneo. Adaptada de Isabel Clarke (2017).

Encontrar maneiras de lidar com a tristeza envolve refletir sobre nosso modo de reagir a esse sentimento, compreender nossa necessidade humana de alívio e admitir que algumas dessas válvulas de escape pioram a situação ao longo do tempo. Muitas vezes aquilo que funciona melhor a longo prazo não tem ação rápida.

 Experimente: Use estas perguntas como pontos de partida para refletir sobre suas estratégias atuais de enfrentar o desânimo.

- Quando você se sente para baixo, quais são suas reações mais frequentes?
- Essas reações trazem alívio instantâneo da angústia e do mal-estar?
- Que efeito elas surtem a longo prazo?
- Que custo têm para você? (Não em dinheiro, mas em tempo, esforço, saúde e progresso.)

Padrões de pensamento que fazem você se sentir pior

Como discutimos no capítulo anterior, a relação entre pensamentos e sentimentos tem mão dupla. Os pensamentos com que gastamos nosso tempo afetam aquilo que sentimos, mas aquilo que sentimos também surte efeito nos padrões de pensamento que surgem. A seguir, listo algumas das tendências de pensamento que comumente experimentamos quando nos sentimos para baixo. É possível que elas soem familiares, e isto se deve ao fato de que as ideias tendenciosas são normais, acontecem com todo mundo, em graus variáveis. Mas é mais provável que aconteçam quando experimentamos oscilações de humor e de estados emocionais. Entender o que elas são e começar a observá-las quando aparecem são um grande passo para minar parte do seu poder.

Adivinhar pensamentos

Captar o que as pessoas que nos cercam estão pensando e sentindo é crucial para os seres humanos. Vivemos em grupo e dependemos uns dos outros, de modo que todos passamos grande parte da vida tentando adivinhar o que as outras pessoas pensam e sentem. Entretanto, quando estamos abatidos, é mais provável supormos que nossos palpites correspondem à verdade. "Quando minha amiga me lançou aquele olhar esquisito, eu simplesmente *soube* que ela estava com ódio de mim." Em um dia diferente, entretanto, quando não estivéssemos lutando com o baixo-astral, talvez ficássemos mais inclinados a investigar o que estava acontecendo, inclusive perguntando à nossa amiga.

Talvez você note que sente necessidade de mais apoio dos outros quando seu estado de ânimo está em baixa. Quando não recebe esse apoio extra, talvez suponha, automaticamente, que eles têm ideias negativas a seu respeito. Mas isso é imaginação sua, e é bem possível que você seja o seu pior crítico.

Supergeneralização

Quando estamos abatidos, basta uma coisa dar errado para estragar nosso dia. Você derrama leite de manhã. Ele se espalha por toda parte. Você sente tensão e frustração porque não quer se atrasar. A generalização exagerada é quando vemos esse evento pontual como um indício de que teremos um dia "daqueles". Nada funcionará como você quer, nunca funciona. Você começa a pedir ao Universo que lhe dê uma folga, porque, com toda a certeza, hoje ele parece estar contra você.

Quando isso acontece, começamos a esperar mais más notícias, e essa é uma ladeira escorregadia em direção à desesperança. A supergeneralização gosta de aparecer, em particular, junto com a dor de um rompimento. Um relacionamento termina e nossos pensamentos começam a sugerir que jamais faremos uma relação funcionar e que nunca poderemos ser felizes com nenhuma outra pessoa. É natural ter essas ideias, mas, se não forem controladas, elas só aumentarão o sofrimento e o desânimo.

Pensamento egocêntrico

Quando a fase é difícil e você não está bem, isso tende a estreitar o foco. Fica mais difícil considerar as opiniões e perspectivas de outras pessoas, ou perceber que elas podem ter valores diferentes. Essa preconcepção pode prejudicar nossos relacionamentos, pois é capaz de perturbar nosso vínculo com outras pessoas. Por exemplo, estabelecemos para nós mesmos uma regra de vida, algo como "Devo ser sempre pontual em tudo". Depois, aplicamos essa regra aos outros e nos sentimos ofendidos ou magoados quando eles não a cumprem. Isso pode nos tornar menos tolerantes para com os outros, perturbar ainda mais o nosso humor e acrescentar a esta mistura mais tensão nos relacionamentos. É como tentar controlar o incontrolável. Inevitavelmente, isso faz com que nosso estado de espírito entre em uma espiral descendente ainda pior.

Raciocínio emocional

Assim como os pensamentos não são realidades, os sentimentos também não são. As emoções são informações, mas, quando essas informações são potentes, intensas e eloquentes, ficamos mais vulneráveis a acreditar nelas como um reflexo verdadeiro do que está acontecendo: *Estou sentindo isso, então deve ser verdade.* O raciocínio emocional é uma tendência do pensamento que nos leva a usar aquilo que sentimos como prova de que algo é verdadeiro, mesmo quando há muitas evidências sugerindo o contrário. Por exemplo, você sai de uma prova sentindo-se desanimado, abatido e sem confiança. O raciocínio emocional lhe diz que você deve ter se saído mal. É possível que tenha tido um bom aproveitamento no exame, mas seu cérebro tira informações de como você se sente e, nesse momento, você não está se sentindo um vencedor. O desânimo pode ter sido criado pela tensão, seguida de esgotamento, mas esse sentimento influencia sua maneira de interpretar a situação.

Filtro mental

Quando se trata de seres humanos, a questão é que, quando acreditamos em algo, nosso cérebro vasculha o ambiente à procura de sinais de que essa crença é verdadeira. As informações que questionam nossas crenças a respeito de nós mesmos e do mundo são psicologicamente ameaçadoras. De repente, tudo se torna imprevisível e a pessoa não se sente segura. Assim, o cérebro tende a minimizar esse conflito e a se agarrar ao que quer que combine com a experiência anterior, mesmo que essa crença cause aflição. Por isso, nos momentos difíceis, quando você talvez se sinta para baixo e acredite que é um fracasso, sua mente age como uma peneira, deixando vazar todas as informações que sugerem algo diferente e se apegando a qualquer indicação de que você não ficou à altura das expectativas.

Digamos que você poste uma fotografia em uma rede social e que muitos de seus seguidores deixem comentários positivos. Mas não são eles que você procura. Você sai em busca de comentários negativos. Quando encontra algum, é possível que passe uma parte significativa do seu dia pensando nele, sentindo-se magoado e duvidando de si mesmo.

Em termos evolutivos, é sensato que, ao se sentir vulnerável, a pessoa mantenha uma vigilância extra, em busca de sinais de ameaça. Mas, quando estamos tentando combater a tristeza, o filtro mental merece nossa especial atenção.

"Preciso" e "devo"

Cuidado com esses "preciso" e "devo"! Não me refiro ao sentido normal e saudável de dever que temos para com nossa comunidade. Refiro-me às expectativas implacáveis que nos fazem cair em uma espiral de infelicidade. *Preciso ser mais isto ou aquilo, e devo sentir tal coisa.*

"Preciso" e "devo" estão estreitamente ligados ao perfeccionismo. Por exemplo, se você acha que nunca pode falhar, fica sujeito a uma montanha-russa de emoções e oscilações de humor quando comete um erro ou se depara com um revés. Podemos lutar pelo sucesso e aceitar alguns fracassos no caminho. Mas, quando estabelecemos para nós mesmos expectativas irrealistas, ficamos presos na armadilha que elas trazem. Sofremos toda vez que surge um sinal de que talvez não estejamos à altura dos nossos planos.

Portanto, tome cuidado com "preciso" e "devo". Quando você já está abatido, esperar que tudo aconteça como se você estivesse em ótimas condições não é realista nem proveitoso.

Pensamento tudo ou nada

Este é outro pensamento tendencioso capaz de piorar nosso humor se o deixarmos sem controle. Isso ocorre quando pensamos em termos absolutos ou extremos. *Ou sou um sucesso, ou sou um completo fracasso. Se não tenho uma aparência perfeita, é porque sou feio. Se eu cometer um erro, é porque nem deveria ter tentado.* Esse estilo polarizado de pensamento não deixa espaço para as áreas cinzentas que, com frequência, aproximam-se mais da realidade. A razão pela qual esse padrão de pensamento deixa tudo mais difícil é que ele nos torna vulneráveis a reações emocionais mais intensas. Quando a reprovação em uma prova significa que você é um fracasso como pessoa, será muito mais difícil recuperar-se das consequências emocionais desse pensamento extremo.

Ao sentir-se para baixo, você tem mais probabilidade de pensar dessa maneira polarizada. Mas é importante lembrar que isso não significa que o seu cérebro esteja entendendo tudo errado, ou funcionando mal em algum sentido. Quando estamos sob tensão, o pensamento tudo ou nada cria um sentimento de certeza ou previsibilidade a respeito do mundo. O que deixamos escapar, nessas circunstâncias, é a oportunidade de pensar nas coisas de maneira mais lógica, ponderando os lados diferentes e chegando a um julgamento mais racional.

IDEIA TENDENCIOSA	O QUE É	EXEMPLO
Adivinhar pensamentos	Fazer suposições sobre o que os outros pensam e sentem.	"Faz algum tempo que ela não me telefona. Deve estar com raiva de mim."
Supergeneralização	Pegar um acontecimento e usá-lo para fazer generalizações sobre outras coisas.	"Fui reprovado na prova. Meu futuro está destruído."
Pensamento egocêntrico	Supor que os outros têm a mesma visão e os mesmos valores que nós e julgar o comportamento deles por esse prisma.	"Eu nunca me atrasaria assim. É óbvio que ele não se importa o suficiente comigo."
Raciocínio emocional	Isto é o que eu sinto, portanto, deve ser verdade.	"Eu me sinto culpada, portanto sou uma mãe ruim."
"Preciso" e "devo"	Expectativas implacáveis e irrealistas que nos preparam para nos sentirmos um fracasso todos os dias.	"Preciso estar sempre com a aparência perfeita." "Nunca devo fazer menos do que o melhor."
Pensamento tudo ou nada	Pensar em termos absolutos ou extremos.	"Se eu não conseguir 100%, sou um fracasso." "Se não estiver com a aparência perfeita, não vou sair."

Figura 4: Tabela de exemplos de ideias tendenciosas.

O que fazer com as ideias tendenciosas

Agora que você conhece alguns pensamentos tendenciosos comuns, capazes de piorar o seu humor, o que fazer? Não podemos impedir que esses pensamentos surjam, mas o poder está em enxergá-los pelo que são (tendenciosos) e melhorar a nossa maneira de reagir a eles. Se conseguirmos reconhecer que cada pensamento nosso apresenta apenas uma ideia possível entre muitas, seremos receptivos à possibilidade de considerar outros. Isso significa que o pensamento original passa a ter menos poder sobre o nosso estado emocional.

Para ter certeza de reagir a eles da maneira que queremos, primeiro precisamos notar a tendenciosidade quando ela aparece. Se não dermos um passo atrás para ver essas ideias como tendenciosas, acreditaremos nelas como se apresentassem um reflexo justo da realidade. Nessas condições, elas poderão alimentar o mal-estar e influenciar o que faremos a seguir.

Notar os pensamentos tendenciosos parece óbvio e é simples, mas nem sempre é fácil. Quando estamos absortos em um dado momento, não vivenciamos apenas um pensamento que podemos ver com clareza. Vivenciamos também uma confusão de emoções, sensações físicas, imagens, lembranças e desejos, tudo de uma só vez. Estamos tão acostumados a fazer tudo no piloto automático que parar para verificar os detalhes do processo pode exigir muita prática.

Eis algumas formas de você começar a identificar os pensamentos tendenciosos e o impacto que eles têm sobre você.

Começando

- Emoções fortes podem tornar difícil pensar com clareza. Portanto, pode ser mais simples começar refletindo sobre os pensamentos tendenciosos depois que as emoções do momento tiverem passado. Você vai desenvolvendo a sua consciência olhando para trás, mas, aos poucos, isso possibilita uma conscientização em tempo real.
- Comece a escrever um diário e escolha momentos específicos (tanto positivos quanto negativos) aos quais você dedicará atenção. Faça uma distinção entre o que você estava pensando na ocasião,

as emoções que notou e as sensações físicas que as acompanharam. Depois que tiver anotado os pensamentos, avalie quais deles podem ter sido tendenciosos.
- Se você estiver vivendo o momento e tiver a chance de escrever alguma coisa, pegue papel e caneta e expresse seus pensamentos, sentimentos e sensações corporais. Mas, ao fazer isso, procure usar uma linguagem que ajude a criar uma certa distância desses pensamentos e sentimentos. Por exemplo: *Estou tendo pensamentos que...* Ou: *Estou notando estas sensações*. Esse tipo de linguagem ajuda você a se afastar das ideias e dos sentimentos e a vê-los como uma experiência que lhe acontece, e não como uma verdade absoluta.
- Se você tiver uma pessoa de confiança com quem se abrir, pode falar com ela sobre suas ideias tendenciosas mais comuns, e ela pode ajudar você a identificá-las quando for o caso. Mas isso requer uma relação muito boa com alguém que seja receptivo, respeitoso e que apoie você na sua busca por mudança e crescimento. Não é fácil ter nossas falhas apontadas no momento em que a situação ocorre, de modo que isso requer um planejamento cuidadoso para garantir que funcione com você.
- Iniciar uma prática de atenção plena é um bom caminho a seguir quando você quer ter um panorama dos seus pensamentos. Reservar um horário todo dia para prestar atenção nos seus pensamentos é uma ótima ideia. É um treinamento para desenvolver a capacidade de recuar de seus pensamentos e observá-los sem juízos de valor.

Algumas dicas

Uma vez que estamos desenvolvendo essa conscientização, precisamos trabalhar com afinco para vermos nosso padrão de pensamento como apenas uma interpretação possível do mundo – e para nos permitirmos considerar alternativas. Identificar e nomear ideias tendenciosas nos ajuda a fazer isso.

Mas não se trata de algo que façamos uma única vez. Requer esforço e prática contínuos. Em algumas ocasiões, você pode não identificar um pensamento como tendencioso. Em outras, será capaz de identificá-lo e de voltar a eles com uma alternativa mais útil.

Na tentativa de encontrar novas opções, algumas pessoas procuram achar a resposta certa. O importante não é que a nova perspectiva seja perfeita. O que mais importa é a prática de parar antes de acreditar no pensamento tendencioso como um fato, para considerar ativamente outras possibilidades. Como regra geral, é útil buscar uma perspectiva que pareça mais equilibrada, justa e abrangente, e que leve em conta todas as informações disponíveis. As emoções tendem a impulsionar visões mais extremadas e preconceituosas. A vida, porém, costuma ser mais complexa e cheia de áreas cinzentas. Não há problema em não ter uma opinião clara sobre alguma coisa enquanto você dedica tempo a pensar em lados diferentes da história. Portanto, permita-se ficar em cima do muro pelo tempo que for necessário. Desenvolva a capacidade de tolerar o não saber. Quando fazemos isso, deixamos de levar a vida de acordo com as primeiras ideias que nos surgem na cabeça. Nossas escolhas tornam-se mais conscientes.

Digamos que eu derrame leite no chão, no café da manhã, e comece imediatamente a me perguntar por que sou um fiasco tão grande na vida e por que nada nunca dá certo para mim. Essa é uma bela mistura de supergeneralização e pensamento tudo ou nada. Se eu identificar essas ideias tendenciosas e ligar o meu alerta, posso reduzir a intensidade da resposta emocional que poderia vir depois disso. Derramar leite no chão nunca é divertido, mas nossa relação com nossos pensamentos pode fazer a diferença entre alguns minutos de frustração pontual e algo que estrague o humor pelo restante do dia. Como tudo neste livro, isso é muito fácil de falar, porém bem mais difícil de fazer. Requer prática e não nos torna invencíveis, mas ajuda e impede que pequenos momentos de desânimo se transformem em grandes dramas.

Resumo do capítulo

- Pensamentos tendenciosos são inevitáveis, mas não estamos desamparados em relação a seus efeitos.
- Naturalmente procuramos provas que confirmem nossas crenças. E então vivemos aquilo em que acreditamos, mesmo quando há indícios que sugerem algo diferente.
- Tudo o que causa nosso abatimento tende a estar a associado a ameaça e perda (Gilbert, 1997).
- Essa tendência para o negativo pode então se retroalimentar, intensificando o abatimento, caso continuemos a nos concentrar nesses pensamentos e a acreditar que eles são a realidade.
- Uma estratégia para não cair nessa espiral é compreender que aquilo que sentimos não é prova de que nossos pensamentos sejam a verdade.
- Outra estratégia é adotar uma postura mais investigativa.
- Distancie-se um pouco desses pensamentos, familiarizando-se com as ideias tendenciosas comuns, reparando em quando elas aparecem e identificando-as como conjecturas, e não como fatos.

CAPÍTULO 3

Coisas que ajudam

Tomar distância

No filme *O Máskara*, de 1994, Jim Carrey faz o papel de um bancário chamado Stanley Ipkiss. Ele encontra uma máscara de madeira, criada por Loki, o deus nórdico da trapaça. Quando a põe no rosto, ela se prende à sua cabeça e o consome, influenciando cada gesto seu. Ele se transforma na máscara.

Com a máscara bem fixada no rosto, ele vê o mundo através dessa lente. Não há espaço para nenhuma outra perspectiva. Quando ele a tira do rosto e a segura na mão, com o braço estendido, a máscara perde o poder de modificar os sentimentos e comportamentos de Stanley. Ela continua presente, mas essa simples e pequena distância permite que ele veja que se trata apenas de uma máscara, e não de quem ele é.

Quando nos sentimos abatidos, os pensamentos podem passar a consumir tudo dessa maneira. O cérebro intui, a partir do corpo, que as coisas não andam bem e começa a oferecer uma porção de razões para isso. Quando menos você espera, um enxame de ideias negativas e autocríticas começa a zumbir em torno da sua cabeça. Quando nos fundimos com esses pensamentos e deixamos que eles nos consumam, eles podem piorar ainda mais um humor que já não era dos melhores.

Todos os livros que nos disseram para simplesmente ter pensamentos positivos não levaram em conta o fato de que não se pode controlar os pensamentos que surgem. Só podemos controlar o que fazemos *depois* que eles surgem.

Uma das habilidades mais importantes para aprendermos a lidar com os pensamentos e com seu impacto no nosso estado de espírito é tomar certa distância deles. Parece difícil, uma vez que esses pensamentos estão dentro da nossa cabeça. Mas nós, seres humanos, temos uma ferramenta poderosa que nos ajuda a afastar um pouco os pensamentos e nos dá a distância de que precisamos. Chama-se metacognição, que é um nome chique para os pensamentos sobre nossos pensamentos.

Temos a capacidade de pensar. Mas temos também a capacidade de pensar naquilo que pensamos. A metacognição é o processo de recuar dos pensamentos e ficar a uma distância que nos permita vê-los tais como realmente são. Quando fazemos isso, eles perdem um pouco de seu poder sobre nós e sobre como nos sentimos e nos comportamos. Passamos a escolher como reagir a eles, em vez de sermos controlados e impelidos por alguma coisa.

A metacognição parece complicada, mas é simplesmente o processo de notar quais pensamentos aparecem na nossa cabeça e observar o que eles nos fazem sentir. Você pode tentar fazer isso parando por alguns minutos e observando por onde vaga a sua mente. Note que você pode optar por se concentrar em um pensamento, como Stanley pondo a máscara no rosto, ou pode deixá-lo ir embora e esperar pela chegada do pensamento seguinte.

A força de qualquer pensamento é proporcional ao grau de importância e de veracidade que atribuímos a ele. Quando observamos dessa maneira nossos próprios processos cognitivos, começamos a ver os pensamentos tais como eles são, e também a ver o que eles não são. Eles não são fatos; são uma mescla de opiniões, juízos, histórias, lembranças, teorias, interpretações e previsões sobre o futuro. São ideias oferecidas pelo nosso cérebro para darmos sentido ao mundo. Mas o cérebro tem informações limitadas com que trabalhar. Seu trabalho também é economizar o máximo possível de tempo e energia para nós. E isso significa que ele pega atalhos, dá palpites e faz previsões o tempo todo.

A atenção plena é uma grande ferramenta para praticar a observação dos nossos pensamentos e fortalecer a musculatura mental que nos permite notar um pensamento e optar por não nos atermos a ele – e sim por deixá-lo passar, fazendo uma escolha deliberada a respeito de onde concentrar a nossa atenção.

Atenção plena: ajustando o holofote

No capítulo anterior, listei alguns pensamentos tendenciosos que costumam ser um dos aspectos do abatimento. Ainda que alguns livros nos incentivem a "pensar positivo", o problema é que não podemos controlar o que pensamos. Quando tentamos não pensar em alguma coisa, já estamos pensando nela. Isso também não é realista. Muitas pessoas enfrentam dificuldades incríveis na vida. Não convém tornarmos esse fardo ainda mais pesado, impondo-lhes o padrão inatingível de só produzirem pensamentos positivos em meio a períodos turbulentos. Isso pode gerar frustração e levar a pessoa a achar que se trata de uma falha pessoal.

Portanto, embora não possamos transcrever todos os pensamentos que surgem na nossa mente, podemos mudar nossa maneira de reagir a eles.

Em matéria de pensamentos, atenção é poder. Imaginando a atenção como um holofote, vemos que muitas pessoas deixam o facho de luz mover-se livremente para onde o vento sopra. De vez em quando, o cérebro assume o controle quando há sinais de perigo ou ameaça. Mas também podemos fazer a opção consciente de redirecionar esse holofote e prestar atenção a aspectos específicos de nossa experiência, deliberadamente.

Isso não é a mesma coisa que bloquear pensamentos e tentar ignorá-los. Trata-se de agir de modo intencional no momento de determinar a quais pensamentos daremos o centro do palco, em quais usaremos o zoom e em quais aumentaremos o volume.

Muitas pessoas chegam à terapia sabendo o que não querem. Sabem que têm algumas ideias e sentimentos dos quais gostariam de se livrar. Mas, quando nos voltamos para o futuro que realmente querem, elas às vezes se chocam pela simples razão de que nunca se fizeram essa pergunta antes. Os problemas dolorosos podem nos sobrecarregar tanto, exigir tanto de nossa atenção, que começamos a nos concentrar mais neles e menos no que queremos.

Muitos de nós perdemos o hábito de nos perguntar o que queremos. Temos responsabilidades: um chefe a quem prestar contas, uma hipoteca a pagar, filhos a alimentar. Com o tempo, chegamos a perceber que nosso bem-estar não é o que gostaríamos que fosse, mas não temos ideia do que realmente desejamos ou do que necessitamos, porque, bem, nunca pensamos no assunto.

Não estou querendo dizer que você pode realizar sonhos na sua vida simplesmente fazendo o foco incidir sobre eles. Mas temos que olhar para onde estamos indo se quisermos nos manter no curso.

Sua atenção é valiosa e ajuda a criar sua experiência de vida. Logo, aprender a dirigi-la pode ter um impacto potente no seu futuro e no seu humor. No entanto, somos atarefados, e a vida é cheia de responsabilidades e deveres cotidianos que já cumprimos mil vezes. Assim, nosso cérebro incrível gosta de facilitar as coisas, ligando o piloto automático e fazendo automaticamente a maioria delas. É por isso que práticas como a meditação com atenção plena tornaram-se tão populares. É que elas nos habilitam a obter certo controle. Quem quer aprender a dirigir faz aulas de direção. Vejo a prática da atenção plena como a aula de direção que serve para lidar com a mente. Às vezes ela pode parecer maçante, assustadora ou frustrante, mas dá ao cérebro a oportunidade de preparar a via neural para que, quando você precisar usar essas habilidades, mais tarde elas venham sem muito esforço.

No início, praticar a atenção plena pode ser realmente assustador porque a pessoa não tem certeza do que deve fazer, não sabe se está entendendo direito nem como deve se sentir. Por isso, na caixa de ferramentas do fim deste capítulo, você encontrará algumas orientações simples. A atenção plena não precisa ser complicada. Não tem que ser uma experiência profunda. É como levantar pesos na academia, só que, desta vez, estamos exercitando um músculo mental. À medida que ele se desenvolve, a capacidade que você tem de escolher em que concentrar a atenção aumenta e, com ela, aumenta também a capacidade de lidar com o seu humor.

Como parar com a ruminação

A ruminação é uma espécie de máquina de lavar pensamentos. É o processo de remexer os pensamentos repetidas vezes, durante minutos, horas ou dias.

Já sabemos que o cérebro deprimido é mais propenso a se concentrar nos pensamentos tendenciosos capazes de fazer com que nos sintamos ainda pior. Se você combinar esses pensamentos tendenciosos com a ruminação, terá a receita para uma angústia mais intensa e prolongada. Na verdade, sabemos pelas pesquisas que a ruminação é um fator preponderante na manutenção da depressão (Watkins & Roberts, 2020). Quanto mais a pessoa rumina, mais presa fica. Isso funciona intensificando e prolongando qualquer tristeza ou depressão que possa estar presente.

Lembra-se do que dissemos antes sobre as vias neurais? Quanto mais você faz uma coisa, mais essa atividade neural se estabelece. E isso quer dizer que, quanto mais você remexe lembranças ou pensamentos dolorosos, mais fácil se torna trazê-los à tona. Você se descobre em uma armadilha na qual desperta continuamente as emoções dolorosas e a aflição, e entra em uma espiral que leva ao abatimento.

Sendo assim, o que podemos fazer para deter a ruminação que alimenta as emoções negativas?

Tentar mudar alguma coisa em tempo real, usando puramente um comando mental para redirecionar a atenção, pode ser muito difícil. Mas já vi pessoas usarem uma abordagem ativa com bom resultado. Quando você notar que está descendo a ladeira da ruminação, experimente estender a mão firme para a frente e dizer uma palavra – como "pare!" – rapidamente, seguida por um movimento físico, como levantar-se e ficar de pé. Mude de posição por um momento, ou simplesmente dê uma volta ou vá lá fora por alguns minutos, se possível. Movimentar o corpo pode ajudar a deslocar o foco de atenção quando for muito difícil fazer isso de outra maneira.

Já que a ruminação nos convida a ficar nadando em pensamentos sobre nossos piores traços e nossos piores momentos, e dadas as implicações fisiológicas disso sobre como nos sentimos, uma das maneiras mais simples de redirecionar as coisas quando estamos perdidos é perguntando: "O que eu faria se estivesse no meu melhor momento?" Ora, se você está passando por um período sombrio e vivenciando a depressão, não pode esperar fazer o que faria se estivesse em suas melhores condições. Mas você pode criar uma imagem mental da direção que quer tomar. Assim, se estou sentada ruminando uma experiência dolorosa da minha vida, e se perdi várias horas nessa ruminação, posso me fazer essa pergunta. A resposta talvez seja: "Eu me levantaria, tomaria um banho e colocaria uma música que melhorasse meu humor. Ou talvez eu escolhesse uma atividade agradável que me distraísse."

Para quem é propenso a ruminar, a solidão abre os portões para que os pensamentos e as lembranças (e o sofrimento emocional consequente) entrem em uma enxurrada e comecem a girar pela cabeça. Muito possivelmente, a ligação entre os seres humanos é o instrumento mais potente que temos para deixar esses pensamentos irem embora, depois de algumas voltas. Os amigos ou um terapeuta poderão escutar cada um deles, cuidadosamente. Mas essas pessoas também podem ser ótimas para segurar diante de nossa mente um espelho que reflita o que observam. Elas nos ajudam a construir a autoconsciência e nos fornecem dicas ou pistas para que paremos com a ruminação e passemos a nos concentrar em algo novo e mais útil para o nosso bem-estar.

Atenção plena

A atenção plena é um estado mental que podemos tentar cultivar em qualquer ocasião. Significa prestarmos atenção ao momento presente, tomando consciência dos pensamentos, sentimentos e sensações corporais que surgem, sem julgamento nem distração. Ela não elimina rapidamente a tristeza nem modifica os problemas que enfrentamos, mas aprimora a nossa consciência dos detalhes da nossa experiência, de modo que nos tornamos mais aptos a escolher com cuidado nossa maneira de reagir. No entanto, ela pode ser difícil se você não souber ao certo como fazê-la. Como eu disse, a meditação é como uma academia de ginástica para a mente. Ela proporciona um espaço para a prática das nossas habilidades.

Como fazer

Se a atenção plena é novidade para você, as meditações guiadas são um bom ponto de partida. É possível escolher inúmeras delas na internet – incluí algumas no meu canal no YouTube. Existem muitas técnicas diferentes, cada qual baseada nas suas tradições, porém a maioria tem em comum o propósito de desenvolver clareza mental. Portanto, experimente alguns estilos diferentes e veja com qual deles você se identifica.

Prática da gratidão

A prática da gratidão é outra forma simples de nos acostumarmos com o direcionamento deliberado da atenção. Pegue um caderninho e, uma vez por dia, escreva três coisas pelas quais você se sente grato. Pode ser algo importante, como seus entes queridos, ou um pequeno detalhe do seu dia que lhe dê prazer, como o sabor do seu café quando você se senta para trabalhar. Sim, isso soa quase simples demais para ser eficiente, mas, toda vez que você se empenha na gratidão, seu cérebro exercita-se em desviar sua atenção para coisas que criam estados emocionais agradáveis. Quanto mais você praticar, mais fácil será usar esse recurso em outras situações.

Caixa de ferramentas: Faça da gratidão um hábito.

- Escreva três coisas pelas quais você se sente grato. Podem ser os aspectos maiores e mais profundos da sua vida, ou os detalhes mais ínfimos do seu dia. O importante não é o que você opta por incluir, mas a prática de direcionar a atenção deliberadamente.
- Passe alguns minutos refletindo sobre essas coisas e permita-se experimentar as sensações e emoções que acompanham o foco na gratidão.
- Fazer isso uma vez é agradável. Fazer todos os dias é uma prática de vida que desenvolve o músculo mental para que você saiba direcionar sua atenção e colha os bons frutos disso.

Resumo do capítulo

- Não podemos controlar os pensamentos que surgem, mas podemos mudar o foco da nossa atenção.
- Tentar não pensar em alguma coisa nos faz pensar ainda mais nela.
- Permitir que todos os pensamentos estejam presentes mas escolher aqueles a que dedicamos nosso tempo e nossa atenção pode ter um impacto poderoso na nossa experiência emocional.
- Direcionar o nosso foco é uma habilidade que pode ser praticada com a atenção plena e com a prática da gratidão.
- Apesar de às vezes precisarmos nos concentrar em um problema, também precisamos concentrar-nos na direção que queremos tomar e em como queremos nos sentir ou nos comportar.
- Pensamentos não são atos. São sugestões que o cérebro nos oferece para nos ajudar a entender o mundo.
- O poder de qualquer pensamento é proporcional a quanto acreditamos que ele seja uma verdade absoluta.
- Tirar o poder desses pensamentos começa por dar um passo atrás, tomar certa distância e vê-los tais como eles são.

CAPÍTULO 4

Como transformar dias ruins em dias melhores

Quando nos sentimos para baixo, pode ser difícil tomar decisões que, em dias melhores, tomamos num instante. Devo ligar para o trabalho e dizer que estou doente, ou devo forçar a barra e ver como me saio? Devo telefonar para meu amigo, ou esperar até me sentir com mais disposição? Devo tentar comer algo saudável, ou devo comer algo que me dê mais prazer?

O problema de tomar decisões quando estamos desanimados é que esse desânimo nos dá vontade de fazer aquilo que sabemos que nos manterá estagnados. Acontece que as coisas que sabemos que poderiam ajudar parecem um fardo. Começamos a nos concentrar no que é a melhor decisão a tomar e nos criticamos duramente por não termos seguido antes por esse caminho. É o perfeccionismo mostrando sua carranca. O perfeccionismo paralisa o processo decisório porque toda decisão tem uma incerteza intrínseca. E toda escolha inclui alguns efeitos colaterais negativos a serem tolerados.

Em matéria de lidar com o abatimento, temos que nos concentrar em tomar boas decisões, não decisões perfeitas. Uma boa decisão é aquela que nos move na direção para a qual queremos caminhar – ela não precisa nos catapultar para lá.

Mas uma coisa que devemos fazer é continuar a tomar decisões, por menores que sejam. Em qualquer situação de sobrevivência, tomar decisões e avançar é essencial. Se você se descobre em águas profundas, no escuro, sem ver nada em volta, a única certeza é que, se não escolher uma direção e começar a nadar, não conseguirá manter a cabeça fora d'água por muito tempo. O abatimento quer que não façamos nada. Por isso, qualquer movimentação positiva, por menor que seja, é um passo saudável em direção ao lugar a que queremos ir.

Muitas vezes, o que mais dificulta as decisões nos períodos de desânimo é nossa tendência a tomar decisões baseadas em como nos sentimos e como queremos nos sentir naquele momento. Em vez disso, basear nossas decisões em valores e propósitos pessoais pode mudar o foco da emoção para decisões e ações mais significativas. Ao lidar com a tristeza, concentre-se em seus valores pessoais a respeito da saúde. O que é importante para você na sua saúde física e mental? Como você quer levar a sua vida cotidiana de um modo que expresse isso? Até que ponto você tem vivido de acordo com esses valores? O que você pode fazer hoje para cuidar da sua saúde do modo como você gostaria?

Persistência

Quando você está para baixo e as pequenas tarefas do cotidiano parecem pesadas demais, não saia estabelecendo objetivos extremos que pareçam inalcançáveis. Escolha uma pequena mudança que você se considere capaz de empreender todos os dias. Depois, comprometa-se a fazê-la acontecer. Pode parecer tolice no começo, porque essas pequenas mudanças não trarão como recompensa resultados drásticos instantâneos. Mas elas fazem algo muito mais importante: preparam o terreno para um novo hábito que você possa incorporar à sua vida cotidiana e aprimorar ao longo do tempo, à medida que ele for se tornando algo natural. Portanto, adote mudanças pequenas. Seja persistente. Mudança lenta é mudança sustentável.

Não se torture quando estiver mal

Não se pode falar de abatimento sem falar em autocrítica e autoagressão. A tristeza aumenta qualquer autocrítica ou autoagressão que já costumemos praticar. É muito fácil dizer a alguém que pare de ser severo demais consigo mesmo. No entanto, quando algo é um hábito que vem da infância, simplesmente dizer à pessoa que pare com isso não resolve o problema. Não podemos impedir que esses pensamentos surjam, mas podemos desenvolver nossa capacidade de notá-los e de reagir de um modo que diminua o poder deles sobre como nos sentimos e como nos comportamos. Podemos usar as mesmas habilidades que descrevemos para identificar pensamentos tendenciosos e nos distanciar deles. Isso nos ajuda a reconhecer que esses pensamentos são juízos carregados de emoção, e não fatos.

Pense numa pessoa que você ama incondicionalmente. Agora, imagine-a falando de si mesma do modo como você fala com você. O que você diria para ela? O que gostaria que ela tivesse a coragem de ver em si mesma? Como você gostaria que ela falasse com ela mesma, em vez da forma atual?

Isso é um modo de ter acesso à profunda compaixão que muitas vezes demonstramos pelos outros, mas deixamos de demonstrar por nós mesmos.

A autocompaixão não tem que ser uma autoindulgência fantasiosa. Ela é a voz que você mais precisa ouvir, a voz que lhe dá força para se recompor, em vez de empurrá-lo ainda mais para baixo. É uma voz de franqueza, incentivo, apoio e bondade. É a voz alentadora que sacode sua poeira e olha diretamente nos seus olhos, dizendo-lhe para voltar lá e fazer outra tentativa. É o pai ou a mãe, o treinador, o torcedor. Há uma boa razão pela qual os atletas de elite têm alguém ao seu lado entre os rounds, os sets e os aquecimentos. Eles compreendem o impacto potente das palavras que nos enchem a cabeça. Quer você esteja num ringue de boxe, numa quadra de tênis, numa reunião de trabalho ou numa sala de prova, a mesma regra se aplica.

Portanto, tratar a nós mesmos tal como apoiaríamos e incentivaríamos uma pessoa querida é um poderoso componente para lidarmos com nosso estado de espírito.

Como você quer se sentir?

Quando tentamos lidar com a tristeza, a tendência é nos concentrarmos em tudo o que *não* queremos pensar e sentir. É válido fazer isso. Mas, se quisermos nos afastar daquilo que *não* queremos, é bom saber para onde *queremos* ir.

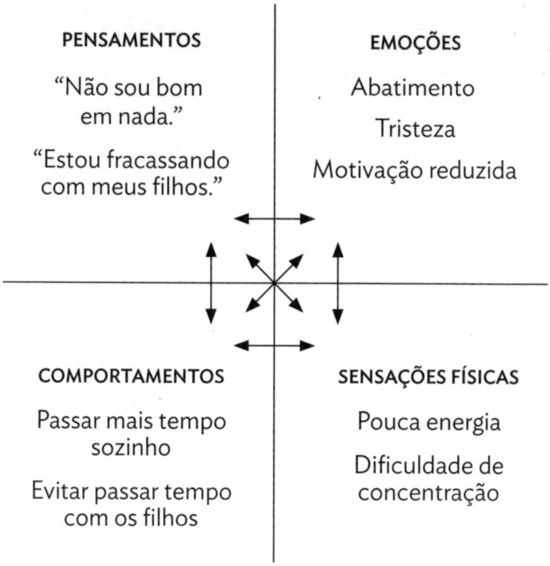

PENSAMENTOS	EMOÇÕES
"Não sou bom em nada."	Abatimento
"Estou fracassando com meus filhos."	Tristeza
	Motivação reduzida
COMPORTAMENTOS	**SENSAÇÕES FÍSICAS**
Passar mais tempo sozinho	Pouca energia
Evitar passar tempo com os filhos	Dificuldade de concentração

Figura 5: Exemplo de diagrama em dias ruins.

Caixa de ferramentas: Descubra o que você pode fazer para modificar a maneira como se sente.

Comece por preencher o diagrama que se encontra no final do livro (ver página 268) sobre a situação de abatimento. Coloquei acima um exemplo (figura 5).

Quando você tiver discernido as ideias e os comportamentos que contribuem para seu estado de desânimo, preencha o diagrama relativo aos seus dias melhores (ver página 269). Desta vez, comece pelo quadrante das emoções e preencha-o com as emoções que você gostaria de sentir com mais frequência na sua vida cotidiana, em lugar do abatimento. Veja o exemplo da página a seguir (figura 6).

Sabendo que o seu estado físico, o foco dos seus pensamentos e o seu comportamento contribuem para que você se sinta dessa maneira, use as dicas a seguir para preencher o restante do quadro:

- Quando você se sentiu assim no passado, qual era o foco da sua atenção?
- Como devem ser seus pensamentos/sua conversa consigo mesmo para que se sinta dessa maneira?
- Quando você se sentiu assim em ocasiões anteriores, como se comportou? O que fez, em maior ou menor quantidade?
- Se você se sentisse assim, como cuidaria do seu corpo?
- Quando você se sente bem, como são os seus pensamentos?
- No que você tende a se concentrar? Como é a sua voz interna nessas ocasiões?

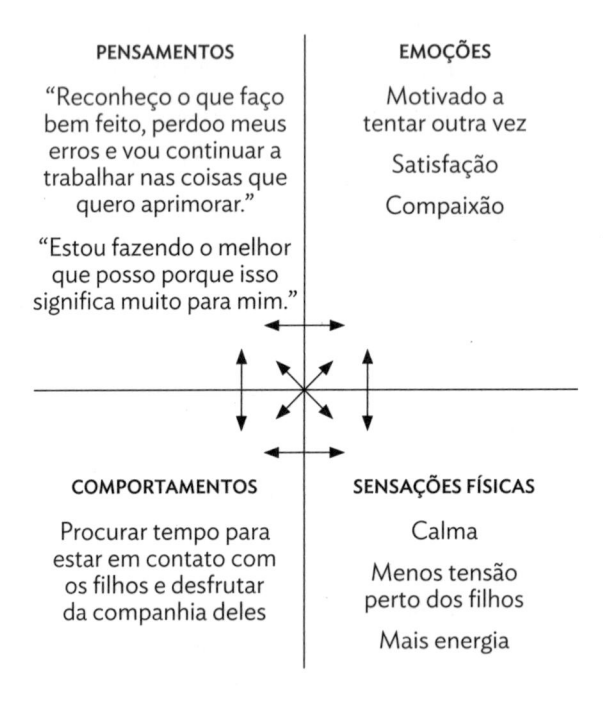

PENSAMENTOS	EMOÇÕES
"Reconheço o que faço bem feito, perdoo meus erros e vou continuar a trabalhar nas coisas que quero aprimorar." "Estou fazendo o melhor que posso porque isso significa muito para mim."	Motivado a tentar outra vez Satisfação Compaixão
COMPORTAMENTOS	SENSAÇÕES FÍSICAS
Procurar tempo para estar em contato com os filhos e desfrutar da companhia deles	Calma Menos tensão perto dos filhos Mais energia

Figura 6: Exemplo de diagrama em dias melhores. Como você quer se sentir, comportar-se e pensar?

Veja se isso revela alguma coisa que tenha funcionado para você no passado, ou se proporciona discernimento sobre coisas a que você poderia prestar atenção, ou que poderia modificar na sua vida cotidiana. Use o diagrama para dedicar tempo investigando o que funciona.

Experimente (perguntas milagrosas com foco na solução):
Tire um momento para imaginar que, quando fechar este livro, acontecerá um milagre e todos os problemas que você vem enfrentando desaparecerão.

- Quais seriam os primeiros sinais de que o problema desapareceu?
- O que você faria diferente?
- A que você diria sim?
- A que você diria não?
- Em que você concentraria sua energia e sua atenção?
- O que você faria com maior ou menor frequência?
- Como você passaria a interagir com as pessoas?
- De que outra maneira você estruturaria a sua vida?
- De que outra maneira você falaria consigo mesmo?
- Do que você se desfaria?

Reserve algum tempo para explorar suas respostas a essas perguntas, até os mais ínfimos detalhes das pequenas mudanças que gostaria de fazer na sua vida. Esse é um ótimo exercício para perceber a direção em que você está indo. É útil também para explorar a ideia de como a vida poderia melhorar, começando a introduzir algumas dessas mudanças agora mesmo, com os problemas ainda presentes. Aquilo que fazemos e nosso modo de fazê-lo realimentam nosso corpo e nosso cérebro a respeito de como nos sentimos. Assim, mudar a direção para o que mais importa, bem como para a pessoa que queremos ser, enquanto lidamos com os nossos problemas pode acarretar grandes mudanças no nosso estado de espírito. Essa técnica desloca nosso foco do problema para a solução, e assim podemos começar a fixar os olhos no horizonte para o qual nos dirigimos.

Resumo do capítulo

- Concentre-se em tomar decisões boas, não perfeitas. O "suficientemente bom" encaminha você para uma mudança verdadeira. O perfeccionismo causa paralisia na tomada de decisões, ao passo que aprimorar seu humor requer que você tome decisões e atitudes.
- Adote mudanças pequenas e sustentáveis.
- Quando uma pessoa está abatida, mostramos compaixão, por saber que é disso que ela precisa. Assim, se você quer melhorar seu humor e sua saúde mental, comprometa-se com a prática da autocompaixão.
- Quando houver compreendido o problema, use essa compreensão para determinar aonde quer ir e para se concentrar no horizonte à sua frente.

CAPÍTULO 5

Como acertar no básico

Imagine pegar o melhor time de futebol do mundo e colocá-lo em campo sem nenhum jogador de defesa. De repente, adversários que até então nunca haviam representado uma ameaça têm uma chance muito melhor de ganhar. Embora os jogadores da defesa possam não empolgar tanto quanto os atacantes, todos subestimamos seu poder de modificar o jogo.

Tendemos a negligenciar nossas necessidades mais básicas. Sua mãe lhe diz para dormir cedo e comer seus legumes e você revira os olhos. Obrigada, mamãe. Mas, quando se trata dos jogadores de defesa, você nem sequer os nota até ficar sem eles. O básico é a primeira coisa que deixamos escapar quando não nos sentimos muito bem. Nós nos afastamos dos amigos, tomamos café em excesso, depois não conseguimos dormir, ou paramos de fazer exercícios. Mas que diferença isso realmente faz? Bem, a ciência sugere que é mais ou menos como tirar todos os seus zagueiros de campo e deixar o gol aberto.

O básico não é glamouroso. Ele não nos dá aquela emoção de comprar algo que promete resolver tudo, mas é dinheiro vivo no banco da saúde. Quando a vida começa a atirar coisas em nós, essas defesas são o que nos mantêm de pé e nos ajuda a levantar, se cairmos.

Vale a pena assinalar que você não tem que abordar todas as suas defesas com perfeição. Não existe um consenso sobre a dieta perfeita, nem tampouco um modelo infalível de interação social. Essas não são metas a atingir com perfeição, são fundamentos. Os jogadores da defesa precisam de tanto cuidado quanto os atacantes, porque são cruciais para que nos mantenhamos no jogo. Mas, quando um deles escorrega, o outro pode ajudar. Quando essas defesas ficam comprometidas, isso não é sinal de falha ou fracasso. Em geral, é sinal de que a vida está acontecendo. Por exemplo, os pais de um recém-nascido não podem controlar a privação de sono que enfrentam, mas podem tomar um cuidado extra com a alimentação e manter o contato social com amigos e familiares, o que os ajuda a permanecer firmes ao longo desse período.

Ao entender quais são nossas defesas principais, podemos mantê-las em nosso radar. Podemos verificá-las com regularidade e buscar pequenas maneiras de aprimorá-las e fortalecê-las.

Se você sente a tentação de pular esta parte por achar que já ouviu tudo isto antes, é ainda mais importante que a leia. Subestimamos tanto o poder dessas defesas, que é comum elas serem as primeiras coisas que deixamos de lado quando ficamos estressados ou não nos sentimos muito bem. Mas isso não é tudo; nos últimos anos, a ciência também tem mostrado que a potência dessas defesas tem um alcance ainda maior do que imaginávamos.

Exercícios físicos

Quer o seu desânimo seja brando e intermitente, quer você viva com um grave transtorno depressivo, a prática de exercícios tem efeitos poderosos (Schuch *et al.*, 2016). Para quem usa medicamentos antidepressivos, acrescentar exercícios físicos leva a resultados ainda melhores (Mura *et al.*, 2014).

O exercício aumenta a circulação da dopamina, bem como o número de receptores de dopamina disponíveis no cérebro (Olsen, 2011). Isso significa mais prazer na vida cotidiana (McGonigal, 2019). Portanto, praticar uma atividade física agradável não apenas lhe proporciona satisfação enquanto você se exercita, como também aumenta sua sensibilidade para encontrar prazer em todos os outros aspectos de sua vida.

Infelizmente para nós, o conceito de exercício foi rotulado como um processo doloroso pelo qual a pessoa deve passar com o propósito de modificar sua aparência. Quando falamos em nos exercitar, geralmente nos referimos à dor contínua necessária em nome de um ganho estético. Não admira que tantas pessoas vejam a atividade física como algo que não serve para elas.

Até pouco tempo, o bem-estar que a movimentação do corpo é capaz de produzir era bastante negligenciado. No entanto, durante a pandemia, muitas pessoas redescobriram as alegrias de se exercitar ao ar livre, na natureza. O fato de termos sido forçados a passar tanto tempo dentro de casa deu muito mais destaque aos efeitos de uma caminhada diária, por exemplo. O impacto psicológico do exercício, não na esteira, mas em espaços abertos, começa a ser demonstrado pela ciência. Em um estudo com adultos que faziam terapia cognitivo-comportamental (TCC) para tratar depressão, o grupo cuja terapia foi feita em um ambiente arborizado mostrou uma taxa de remissão 61% mais alta que a do grupo que seguiu o mesmo programa em ambiente hospitalar (Kim *et al.*, 2009).

Para quem não consegue suportar a ideia de exercícios vigorosos, os movimentos mais lentos da ioga ainda podem surtir efeitos significativos no estado de ânimo, além de aumentarem a capacidade de acalmar mais depressa a mente e o corpo (Josefsson *et al.*, 2013).

A decisão de acrescentar o exercício à sua vida não significa que você precise entrar em grandes maratonas ou levantar peso em uma academia cara. Na verdade, é muito mais fácil ganhar impulso se você começar da maneira mais lenta possível. Pode até nem sair de casa no começo. Pode pôr para tocar sua música favorita e dançar até se sentir meio sem fôlego. Se você começar aos poucos e escolher algo que tenha o potencial de lhe trazer alegria, é muito mais provável que isso seja sustentável. Um exercício isolado não vai mudar tudo, mas um pequeno aumento da atividade física que você possa sustentar tem o poder de se tornar um catalisador de mudanças significativas na sua vida.

O exercício faz muito mais do que melhorar um pouco o estado de ânimo. Ele tem impactos positivos na mente e no corpo de inúmeras maneiras. Mas não acredite apenas na minha palavra. Ache um modo de aumentar sua atividade física de uma forma que seja prazerosa ou significativa para você, e veja como começa a se sentir.

Sono

Prive de sono qualquer pessoa do planeta, e ela se tornará vulnerável a doenças físicas e mentais. Mas essa relação entre o sono e a saúde mental funciona nos dois sentidos. Quando a saúde mental piora por causa do estresse, do desânimo ou da angústia, o sono também tende a ser perturbado em algum ponto. Não importa qual deles venha primeiro; pode-se quase garantir que, quando seu sono piora, o mesmo acontece com seu estado de ânimo e com sua força de vontade. Quando você não dorme o suficiente, tudo parece dez vezes mais difícil. O sono tem um efeito profundo em todos os aspectos do nosso bem-estar. Por isso, se você acha que seu sono não anda tão bom quanto poderia ser, vale a pena empenhar tempo e esforço para tentar melhorá-lo.

Para quem experimenta uma insônia prolongada, procurar um especialista é altamente recomendável. Mas, se você quiser aprimorar a quantidade ou a qualidade do seu sono por conta própria, pode começar por esta lista de dicas que apresento a seguir. Mais uma vez, não estamos visando à perfeição e você não precisa fazer tudo o que está na lista para ter um sono suficientemente bom. Há momentos na vida que nos afastam de um padrão saudável de sono. Se você trabalha em esquema de plantões, faz viagens de longa distância, tem filhos pequenos ou o hábito de ficar acordado até tarde jogando no computador, pode aprender a se observar e a instaurar o que for necessário para se recolocar na direção certa.

- Faça exercícios pesados mais cedo, durante o dia, e procure reservar a noite para relaxar.
- Um banho morno antes de dormir pode ajudar seu corpo a chegar à temperatura ideal para o sono.
- Procure receber o máximo possível de luz natural nos primeiros trinta minutos depois de acordar. Nosso ritmo circadiano, que regula nosso padrão de sono, é regido pela exposição à luz. Lâmpadas acesas podem ajudar, mas a luz natural externa é a melhor, mesmo em dias nublados. Vá para uma área externa por dez minutos como sua primeira atividade matinal. Arranje tempo também para ir lá fora o maior número possível de vezes durante o dia.

- À noite, após o pôr do sol, mantenha as luzes fracas. Quanto às telas, as pesquisas sugerem que o maior problema não é a cor da luz, mas seu brilho. Por isso, reduza o brilho das telas à noite, tanto quanto for possível, e desligue-as por completo o mais cedo que puder.
- Arranje tempo durante o dia para resolver as coisas com que você se preocupa. Tome suas decisões, faça seus planos, risque alguma coisa da sua lista de afazeres. Ter um bom sono também está relacionado com o que você faz durante o dia. Somos muito melhores na resolução de problemas nos horários de luz diurna, mas, quando ignoramos esses assuntos, eles tendem a aparecer à noite, quando estamos tentando dormir. Por isso, limpe a escrivaninha e esvazie ao máximo a sua mente.
- Se basta pôr a cabeça no travesseiro para que seu cérebro comece a se preocupar, procure fazer uma lista de preocupações. Mantenha papel e caneta ao lado da cama. Quando surgir uma preocupação, anote-a. Basta um breve lembrete para cada pensamento incômodo. Isso se transforma em sua lista de afazeres para o dia seguinte. Prometa a si mesmo que dedicará algum tempo, no outro dia, para lidar com esses problemas. Com isso, você fica livre para deixá-los em suspenso e voltar a focalizar a atenção no repouso.
- Não se pode forçar o sono. Fazê-lo aparecer não é uma opção. O sono vem quando criamos um ambiente em que a mente e o corpo sentem-se seguros e calmos. Portanto, não se concentre no sono; concentre-se no relaxamento, no repouso e na calma. Seu cérebro fará o resto.
- Evite cafeína no fim da tarde e à noite. As bebidas energéticas populares entre os jovens costumam conter altos níveis de cafeína, que perturbam o sono e causam sintomas de ansiedade.
- Como regra geral, é uma boa ideia não consumir nada em excesso perto da hora de dormir. Isso inclui, em especial, refeições pesadas e altos níveis de açúcar refinado. Qualquer coisa que dispare seus níveis de estresse não ajudará você a pegar no sono ou continuar dormindo.

Alimentação

A saúde mental e a saúde física são mechas da mesma trança. Quando uma se move, a outra se move também. Nos últimos anos, a ciência tem dado passos largos na demonstração disso. O modo como você alimenta o cérebro influi no modo como você se sente.

Pesquisas têm mostrado, inclusive, que o aperfeiçoamento da nutrição pode trazer grandes benefícios quanto aos sintomas depressivos (Jacka *et al.*, 2017), e a introdução de mudanças positivas na nossa maneira de comer pode ajudar a prevenir a depressão ao envelhecermos (Sanchez-Villegas *et al.*, 2013).

Ao compreendermos que nosso estado de espírito é influenciado por diversos fatores, faz sentido lidar com ele por todos os ângulos. Com apenas um instante de reflexão, a maioria de nós poderia facilmente descobrir alguns modos de alimentar o corpo com mais qualidade. Pesquisas feitas no mundo inteiro sugerem que não existe uma única dieta rigorosa capaz de proteger a saúde mental. A dieta mediterrânea tradicional fornece a maior e mais forte base de evidências de benefícios à saúde mental, porém muitas outras mostram um risco reduzido de depressão, inclusive as dietas tradicionais norueguesa, japonesa e anglo-saxônica (Jacka, 2019). O que todas elas costumam ter em comum é a inclusão de alimentos naturais não processados, gorduras saudáveis e grãos integrais.

Há muita desinformação a respeito dos alimentos, de modo que, na parte de recursos deste livro, incluí sugestões de leituras adicionais de fontes confiáveis, caso você queira ler mais a respeito. Porém, a ideia geral é que fazer da boa alimentação uma prioridade (e educar-se sobre o que ela é, caso você precise) é uma ótima ideia para lidar com o abatimento e melhorar a saúde mental.

No entanto, como já mencionei, fazer enormes transformações na vida, da noite para o dia, é pouco útil se elas não puderem ser sustentadas. Em vez disso, convém nos perguntarmos regularmente: "Que pequena mudança posso introduzir hoje para melhorar minha alimentação?" Depois, repita isso todos os dias.

Rotina

Outro jogador fundamental na defesa da saúde mental e da resiliência parece ser a rotina. Essa talvez tenha sido a influência mais subestimada em nosso bem-estar, até que a pandemia virou a rotina pelo avesso e de ponta-cabeça, para muitas pessoas.

A repetição e a previsibilidade nos proporcionam uma sensação de segurança, mas também necessitamos de variedade e de um senso de aventura. Por isso, gostamos de ter uma rotina e de rompê-la ocasionalmente – de preferência, com alguma coisa prazerosa, significativa ou empolgante.

Quando não nos sentimos muito bem, a rotina pode sofrer impactos. Talvez você fique acordado até tarde, vendo televisão, por estar bloqueando seus pensamentos estressantes a respeito do trabalho no dia seguinte. Nesse caso, é mais difícil se levantar de manhã, e por isso você suspende a sua ginástica matinal.

Ou talvez você passe um período sem emprego e comece a tirar um cochilo à tarde, e depois tenha dificuldade para dormir à noite. Estar desempregado modifica a quantidade de interação social que a pessoa tem. Você passa dias sem sair de casa e luta para encontrar uma razão para tomar banho, ou até para se levantar de manhã. Depois, perde o apetite e fica sem energia, e por isso passa o dia basicamente tomando café... E assim se revela o efeito em cascata da mudança da rotina.

Cada uma dessas mudanças aparentemente pequenas tem importância porque contribui para sua experiência como um todo. Se você tiver um copo cheio d'água e nele pingar uma gotinha de suco de frutas, talvez mal chegue a notar a diferença. Se acrescentar mais duas gotinhas, a cor geral da água começará a mudar. Uma quantidade suficiente dessas gotas, ao longo do tempo, modificará drasticamente a cor geral e o sabor da água. Portanto, cada gotinha conta, mesmo que não seja suficiente, por si só, para mudar por completo o seu estado de espírito.

Não existe rotina perfeita. A chave é estabelecer um equilíbrio entre previsibilidade e aventura que funcione para você, em suas circunstâncias singulares. Observar quando essa dinâmica sai dos trilhos e recolocá-la no lugar é um grande passo na direção certa.

Contato humano

Embora cuidar do corpo e da mente seja essencial, alimentar relacionamentos de boa qualidade é um dos instrumentos mais poderosos de que dispomos para manter a boa saúde mental ao longo da vida (Waldinger & Schulz, 2010).

Quando nossas relações não vão bem, isso pode ter um impacto catastrófico no nosso humor e no nosso estado emocional. Também pode funcionar no sentido inverso. A deterioração do nosso estado de ânimo pode ser prejudicial para nossos relacionamentos, e pode nos deixar com a sensação de estarmos desligados das pessoas que nos cercam, desencadeando um sentimento profundo de solidão.

Quando você se sente para baixo, a ideia de entrar em contato com qualquer pessoa pode ser estafante e opressiva. Essa é a armadilha da depressão. Ela nos diz para nos retrairmos, nos escondermos, não vermos ninguém, até nos sentirmos melhor. E, assim, esperamos começar a melhorar. Só que, ao fazer isso, nos afastamos dos outros. Reservar algum tempo para ficar sozinho pode ser energizante e reanimador, mas, com muita facilidade, também pode tornar-se uma espiral de ruminação e autodepreciação, que alimenta a depressão e a mantém em funcionamento.

Estar com outras pessoas (mesmo quando não sentimos vontade), observá-las, interagir com elas, criar laços são atitudes que podem melhorar nossa autoestima e nos tornar menos autocentrados, devolvendo-nos ao mundo real. Pesquisas demonstram que o apoio social de boa qualidade está associado a melhores resultados quando se trata do estado de ânimo (Nakahara *et al.*, 2009).

Muitas pessoas que guardam para si suas dificuldades acreditam firmemente que, caso mostrem suas fraquezas, isso as transformará em um fardo para as pessoas a seu redor. Mas a ciência sugere o contrário: o apoio social tem efeitos positivos para quem o recebe e para quem o dá (Inagaki & Eisenberger, 2012). Assim, quando estamos em dificuldade e queremos nos livrar do desânimo, uma das coisas mais poderosas que podemos fazer é nadar contra a forte corrente que nos empurra para o isolamento e para a solidão. Não devemos esperar até sentir vontade, porque sentir vontade não vem primeiro: primeiro deve vir a ação. O sentimento vem depois.

Quanto mais tempo você passa estabelecendo ligações reais com outras pessoas, mais começa a melhorar sua saúde mental.

Passar tempo com outras pessoas não significa ter que falar sobre nossos sentimentos. Na verdade, não precisamos falar nada. Basta estar perto de outras pessoas, observá-las, sorrir para elas, ou simplesmente conversar. O desânimo e a depressão podem fazer com que nos sintamos pouco à vontade e ansiosos perto de outras pessoas. Ficamos apreensivos com a impressão que podemos causar. Tendemos a passar tanto tempo criticando a nós mesmos, que começamos a presumir que os outros também estão nos julgando. Lembra como chamamos esse pensamento tendencioso?

Apesar de todos os pensamentos e sentimentos que nos afastam uns dos outros, o contato humano é o nosso mecanismo inato de resiliência. Quando estamos em dificuldades, os laços ajudam. Ligações seguras, de boa qualidade. Se esses laços não puderem ser encontrados na família ou entre amigos, profissionais poderão ajudar até que você encontre e crie relacionamentos novos e significativos na sua vida.

Resumo do capítulo

- Nossos jogadores de defesa da saúde mental proporcionam as bases da boa saúde. Quando os alimentamos diariamente, eles nos retribuem em dobro.
- Se você fizer só uma coisa hoje, que seja exercício físico. Escolha algo que lhe agrade e aumente suas chances de continuar a fazê-lo.
- A relação entre o sono e a saúde mental funciona nos dois sentidos. Priorizar o sono ajuda a saúde mental, e fazer mudanças no seu dia afeta o sono.
- O modo de alimentar seu cérebro influi em como você se sente. As dietas tradicionais mediterrânea, japonesa e norueguesa trazem benefícios à saúde mental.
- O contato humano é uma ferramenta poderosa para a resistência ao estresse. Suas relações têm impactos biológicos e psicológicos na sua vida.

PARTE 2
Sobre a motivação

CAPÍTULO 6

Compreendendo a motivação

Ao montarmos a caixa de ferramentas psicológicas com habilidades que nos ajudem a lidar com a vida, é fácil imaginar que a motivação será uma dessas ferramentas. Mas a motivação não é uma habilidade. Ela também não é um traço fixo de personalidade com o qual nascemos ou não.

 Muitos de nós sabemos exatamente o que precisamos fazer, apenas não estamos realmente com vontade de fazê-lo em determinado momento. E, mesmo com o passar do tempo, continuamos sem vontade. Às vezes podemos ficar bem animados com um objetivo, e as coisas começam a caminhar na direção certa. Mas aí, passados alguns dias, essa sensação torna a minguar e voltamos à estaca zero.

 A motivação que aumenta e diminui não é uma falha do sistema. É parte da natureza humana. É uma sensação que vem e vai, exatamente como nossas emoções, de modo que nem sempre podemos esperar que ela esteja presente. Mas o que significa isso para os nossos sonhos e objetivos?

 O cérebro presta atenção constantemente no que acontece com o corpo. Ele sabe o que está acontecendo com os batimentos cardíacos, com a respiração, com os músculos, e reage às informações que recebe, formando juízos sobre quanta energia deve ser gasta na tarefa que você tem pela frente. Isso significa que temos mais influência sobre esses sentimentos do que supomos. Quando começamos a modificar o que fazemos com o corpo, isso influencia a atividade do cérebro, que, por sua vez, influencia as sensações produzidas no corpo. É algo que podemos usar em nosso benefício.

Quando lidamos com aquele sentimento de "não estou a fim", há duas linhas principais de ataque:

- Aprender a cultivar o sentimento de motivação e energia para aumentar a probabilidade de que ele apareça com mais frequência.
- Aprender a agir de acordo com o que é de nosso interesse, mesmo quando falta motivação. Desenvolver a capacidade de fazer o que é necessário, mesmo quando uma parte de nós não está com vontade de fazê-lo.

Procrastinação ou anedonia

Quero estabelecer aqui uma distinção entre procrastinação e anedonia. A procrastinação é algo que todo mundo faz. É quando adiamos alguma coisa porque a tarefa que precisamos fazer desencadeia uma reação de estresse ou algum sentimento de aversão. Criei centenas de vídeos educativos para as redes sociais, mas é só me pedirem para fazer um vídeo que seja difícil para que eu comece a postergar essa tarefa o dia inteiro, afirmando para mim mesma que todas as outras coisas que estou fazendo já indicam que estou sendo produtiva. Na verdade, geralmente sou eu procrastinando porque a ideia de fazer aquele vídeo específico é incômoda, por algum motivo, naquele momento.

A anedonia é algo diferente. Trata-se de quando paramos de sentir prazer com coisas de que gostávamos. A anedonia está associada a diversos problemas de saúde mental, entre eles a depressão. Quando nos sentimos assim, começamos a questionar se há algo que valha a pena. Atividades que antes nos traziam alegria começam a parecer sem sentido. Assim, deixamos de fazer o que poderia melhorar nosso estado de ânimo por já não termos nenhum desejo de fazê-lo.

Quando começa a evitar algo que é importante ou potencialmente significativo para você, a resposta natural é esperar até voltar a sentir vontade. Você espera até se sentir energizado ou motivado. O problema é que esse sentimento não vem espontaneamente; precisamos criá-lo a partir da ação. Não fazer nada alimenta e piora a letargia e o sentimento de "não estou a fim". A motivação é um esplêndido subproduto da ação. É aquela incrível sensação que temos ao sair da academia de ginástica, e não ao entrar. É a sensação de energia e ímpeto que obtemos depois que iniciamos algo e tanto o cérebro quanto o corpo começam a enfrentar o desafio por nós. Às vezes, esse sentimento é fugaz. Em outras ocasiões, dura muito mais tempo. Grande parte disso dependerá de todos os outros fatores que funcionam para fomentá-lo ou esmagá-lo.

Portanto, quando começamos a fazer algo, mesmo que nosso desânimo diga "não estou a fim", podemos desencadear uma mudança biológica e emocional. Isso não quer dizer que pôr uma música para tocar, ou fazer uma única série de exercícios, resolverá todos os nossos problemas ou modificará nossa vida. Mas essa movimentação aciona uma série de ações que mudam a nossa direção. Se você começar a fazer aquela coisa que gostaria de sentir vontade de fazer, terá mais probabilidade de estimular seu cérebro de um modo que traga prazer ou um sentimento de motivação.

Para quem está lutando com a depressão e sofrendo com a consequente anedonia, o prazer nas atividades e a motivação para praticá-las demoram a voltar e podem ser bem instáveis durante muito tempo. Há momentos em que precisamos pelejar, fazendo coisas que são importantes para nós mesmo sem vontade, a fim de nos reencontrarmos com o prazer que costumávamos sentir.

Resumo do capítulo

- A motivação não é inata.
- Não podemos contar com a presença constante do sentimento de estarmos energizados e querendo fazer alguma coisa.
- Dominar a motivação é desenvolver a capacidade de fazer aquilo que é mais importante para nós mesmo quando parte de nós não sente vontade de fazê-lo.
- A procrastinação costuma ser um modo de evitar estresse ou incômodo.
- A anedonia é a falta de prazer em atividades que apreciávamos. Ela está frequentemente associada ao abatimento e à depressão.
- Se uma coisa é importante para você e pode beneficiar sua saúde, não espere até sentir vontade de fazê-la – faça sem vontade mesmo.

CAPÍTULO 7

Como alimentar o sentimento de motivação

A motivação é mais do que uma simples razão para fazer algo. Ao falarmos de motivação, muitas vezes nos referimos a um sentimento de entusiasmo ou ímpeto, que oscila como qualquer outro. Algumas coisas alimentam essa sensação, outras a embotam. O que você faz que o deixa motivado e cheio de energia?

A ciência nos fala das coisas que funcionam para a maioria das pessoas. Mas o detalhe que você pode perceber, ao olhar com atenção para a sua vida, acrescenta um valor significativo. Não se pode mudar algo de que não se tem conhecimento. Portanto, gastar algum tempo observando e documentando o que você está tentando resolver é extremamente importante e aumenta sua chance de sentir motivação com mais frequência.

A seguir, apresento algumas estratégias que ajudam a criar motivação.

Movimentar o corpo

A motivação não vem de uma localização específica no cérebro. Como vimos, ela não é uma parte fixa da personalidade. Também não se trata de uma ferramenta essencial que usamos para nos impulsionar. Na maioria das vezes, ela é consequência dessa movimentação.

Mas e quando você não tem motivação para se exercitar? Talvez a chave para fazer exercícios, e mantê-los na sua rotina, seja encontrar uma atividade que você possa iniciar mesmo quando está com pouca motivação. Pesquisas mostram que fazer até mesmo pequenas doses de exercício é melhor do que não fazer nada, e qualquer coisa além da sua quantidade habitual de movimento ajuda a impulsionar a sua força de vontade (Barton & Pretty, 2010). Encontre algo que você ache fácil. Algo que lhe traga alegria, que seja vivido como um precioso momento de folga, e não como mais uma tarefa maçante que precisa ser feita. Acrescente amigos, boa música e qualquer outro elemento que ajude você a querer isso todos os dias, em vez de detestar esse momento.

Acrescentar alguma forma de exercício físico, por mais leve que seja, vai recompensar você com mais motivação. Talvez você tenha que agir contra a vontade, por não sentir disposição de se exercitar. Mas o impacto que essa simples ação terá naquele sentimento de "não estou a fim" durante o resto do dia é ímpar. Faça isso e você estará preparando a sua vitória.

Manter o objetivo em mente

Na terapia, costumamos estabelecer metas e elaborar maneiras de alcançá-las. Mas o verdadeiro trabalho acontece quando as coisas saem dos trilhos. É nesse ponto que as pessoas sem apoio podem ficar vulneráveis à desistência. Precisamos trabalhar usando os reveses para fortalecer o futuro. Se pudermos entender mais detidamente o que causou a falha e compreender que voltar aos trilhos é apenas parte do processo, estaremos em boas condições de prever quando isso pode acontecer de novo e desviar desses obstáculos futuramente.

Penso que uma das razões pelas quais alguns de meus clientes dizem sentir-se muito mais motivados depois de uma sessão é o fato de terem passado algum tempo restabelecendo a ligação com suas metas. Quando aquilo em que estamos trabalhando não aparece vivamente no nosso pensamento, podemos perder rapidamente o impulso.

Quer você esteja trabalhando em melhorar seu estado de ânimo, quer em qualquer outro aspecto de seu bem-estar, é fundamental que permaneça ligado a suas metas, porque elas vão exigir uma realimentação constante. Retorne a elas cotidianamente. Você pode fazer isso mantendo um diário. Não precisa ser uma tarefa que consuma enormes quantidades de tempo; pode ser um minuto no começo da manhã para listar uma ou duas coisas que você fará nesse dia, com foco na sua meta. Depois, no fim do dia, escreva algumas linhas para refletir sobre a sua experiência. Esse tipo de tarefa é fácil de manter porque não requer muito tempo – talvez uns dois minutos, no máximo –, mas garante que você tenha que prestar contas a si mesmo todos os dias e mantenha o foco nos seus objetivos.

Começar aos poucos

Qualquer grande tarefa despertará aquele sentimento do "não estou a fim". Portanto, escolha algo pequeno e se concentre nisso. As pessoas transformam a vida por meio da terapia, mas isso não acontece de uma hora para outra. Elas não voltam para a segunda sessão livres de problemas e com uma mentalidade inteiramente nova. Só levam para casa uma tarefa de cada vez e se concentram nela. Podemos nos concentrar em apenas uma coisa de cada vez e só dispomos de uma capacidade limitada de fazer coisas que não desejamos.

Mas é claro que a maioria de nós não se atém a isso. Percebemos que a vida precisa de uma reformulação e tentamos introduzir uma grande transformação de uma só vez. Esperamos demais de nós e depois nos desesperamos ao nos esgotarmos ou desistirmos. Quando isso acontece, é menos provável que tentemos de novo.

Quando a motivação para um objetivo de longo prazo tende a diminuir, é útil termos pequenas recompensas no caminho. Não propriamente recompensas externas, mas internas. Aquele tapinha carinhoso que você dá em suas costas quando se cumprimenta pelos seus esforços e reconhece que valeu a pena porque está caminhando na direção certa. Fazer isso ajuda você a reinvestir esforços, por saber que está avançando em direção às mudanças que quer realizar.

Quando reconhecemos o progresso e as pequenas vitórias no caminho, começamos a ver que nossos esforços podem influenciar nosso mundo.

Sentir que temos essa capacidade de agir ajuda-nos a encontrar energia para continuar tentando. Essa é uma grande razão para começar aos poucos e desenvolver novos hábitos, garantindo que cada um deles possa criar raízes. Quando você sustenta o hábito de priorizar seus comportamentos saudáveis, eles passam a sustentar você.

Resistir à tentação

Às vezes, estamos tentando criar motivação para nos ajudar a agir. Mas a mudança também pode exigir força de vontade para resistirmos à tentação e à ânsia de fazer coisas que nos levam na direção oposta à dos nossos objetivos.

Eu devia ter uns 3 ou 4 anos quando visitei a casa dos meus avós e, ao entrar no jardim, encontrei meu avô usando um aparador de grama. Algo não estava funcionando direito, então ele virou o aparelho de cabeça para baixo e começou a puxar pedaços de grama presos entre as lâminas. De repente, virou para mim e disse: "Não importa o que aconteça, não aperte este botão vermelho!"

Sentei na grama, perto do botão vermelho na lateral do aparador, e fixei os olhos nele. *Não aperte o botão. Não aperte.* Fiquei pensando se ele faria um clique agradável se fosse apertado. *Não aperte.* Ele parecia superlegal, ali na parte superior. *Não aperte.* Como que atraída por um ímã, minha mão se estendeu e apertou o botão vermelho. O aparador respondeu no mesmo instante, com o barulho alto das lâminas entrando em ação. Por sorte, nenhum dedo foi perdido naquele dia, mas aprendi um novo palavrão.

Concentrar-me no que eu não devia fazer mostrou-se uma estratégia inútil. Então, o que *realmente* ajuda quando uma mudança positiva exige que resistamos à tentação? Um dos fatores principais é controlar o estresse. A fisiologia ideal para o autocontrole é quando o estresse é baixo e a variabilidade do ritmo cardíaco é alta. A variabilidade do ritmo cardíaco é uma medida da variação, no tempo, entre cada batimento. Portanto, ela informa quanto o ritmo cardíaco se modifica ao longo do dia. Talvez você note que, quando se levanta da cama de manhã, seu coração acelera, do mesmo modo que quando você corre para pegar o ônibus. Depois, aos poucos, ele volta a diminuir o ritmo. Isso significa que seu corpo prepara você para a ação quando ela é necessária e depois torna a se acalmar, para descansar e se recompor. Quando estamos sob enorme tensão, porém, o ritmo cardíaco pode permanecer alto durante o dia inteiro (variabilidade reduzida).

Quando se trata de resistir à tentação e maximizar nossa força de vontade, precisamos dessa capacidade de acalmar o corpo e a mente. Tudo que aumenta o estresse tem um impacto negativo na nossa capacidade de fazer escolhas sensatas para o futuro. O estresse, ao contrário, aumenta a probabilidade de agirmos com base em como nos sentimos no momento e de sabotarmos nossos objetivos. Portanto, se você está com privação de sono, deprimido, ansioso ou se alimentando mal, a variabilidade do seu ritmo cardíaco diminui, juntamente com as suas chances de se ater aos seus objetivos. Quer você esteja tentando parar de fumar ou de comer mal, quer apenas tentando regular suas emoções de maneira mais saudável, quando a questão é aliviar o estresse e aumentar a capacidade de ter força de vontade, o exercício físico é a melhor escolha. Ele tanto surte um efeito imediato quanto tem um impacto a longo prazo (Oaten & Cheng, 2006; Rensburg *et al.*, 2009).

Por isso, seja qual for a mudança em que você está trabalhando, aumentar o seu nível de atividade, mesmo que só um pouquinho, é uma excelente maneira de recompor a sua força de vontade para seguir em frente (McGonigal, 2012).

Outro grande fator para controlar o estresse e a capacidade de tomar decisões sensatas é o sono. Basta uma noite maldormida para que você lute com o aumento da tensão, tenha dificuldade de se concentrar e enfrente o desânimo no dia seguinte. O autocontrole requer energia e, se você não dormir o suficiente, o seu cérebro terá menos vigor e se tornará mais vulnerável a reações estressantes, prejudicando a sua capacidade de controlar seus atos.

Mudar sua relação com o fracasso

Algo capaz de acabar com a motivação é a perspectiva de fracasso. Mas isso depende da relação que temos com ele. Quando um deslize e uma saída dos trilhos nos levam a autoagressões violentas e a uma autocrítica implacável, é provável que nos sintamos envergonhados e derrotados. Quando associamos o fracasso à indignidade, o início de qualquer coisa nova passa a parecer opressivo, e a procrastinação coloca-se em primeiro plano. Nós nos protegemos da ameaça psicológica da vergonha sabotando o processo antes que ele se inicie.

A vergonha não é tão útil para a motivação quanto você poderia supor. Quando ficamos presos na autocrítica e na vergonha, nos sentimos insuficientes, falhos e inferiores. Ao nos sentirmos assim, temos vontade de nos esconder, de nos encolher, de desaparecer. A vergonha produz desejos de fuga e evitação, e não de sacudir a poeira e tentar de novo. Na verdade, ela é tão dolorosa que induz um anseio intenso de bloquearmos esse sentimento, o que é arriscado para qualquer pessoa que conviva com um vício. Assim, se quisermos persistir em algo e nos sentirmos motivados para continuar tentando, temos que pensar com cuidado em como reagimos ao fracasso ao longo do caminho.

Se há um momento em que existe resistência na terapia, é quando a pessoa explora a ideia de se compadecer de si mesma. Ouço declarações como: "Desse jeito vou ficar preguiçoso"; "Assim eu jamais conseguiria nada"; "Não posso simplesmente livrar minha cara dessa maneira". A maioria das pessoas fica chocada e surpresa ao descobrir que a autocrítica é mais propensa a levar a um aumento da depressão do que à motivação (Gilbert *et al.*, 2010). Por outro lado, ter autocompaixão, tratar-se com bondade, respeito, franqueza e incentivo depois de um fracasso, aumenta a motivação e leva a resultados melhores (Wohl *et al.*, 2010).

Experimente: Quando não temos consciência da nossa autocrítica e do impacto que ela tem no nosso medo do fracasso e na nossa motivação, é muito mais difícil modificá-la. Use estas dicas para refletir sobre como você trata a si mesmo depois de um revés:

- Quando você experimenta um fracasso, como é a sua autocrítica?

- Quais são as emoções ligadas a ela?
- Você acha que o fracasso revela que você é uma pessoa inadequada ou incompetente?
- Você nota alguma vergonha ou desesperança associada a isso?
- Que estratégias de enfrentamento tendem a acompanhar essa autocrítica?
- Que impacto isso tem nas suas metas originais?
- Pense em uma ocasião em que você tenha falhado em algo e alguém tenha reagido a isso com bondade e incentivo. Qual foi a sua sensação? De que modo isso ajudou você a tentar de novo e a ter sucesso?

Caixa de ferramentas: Como reagir ao fracasso com compaixão e responsabilidade para poder voltar aos trilhos.

Tente se lembrar de algum fracasso ou revés recente. Depois, faça o seguinte exercício:

1. Observe quais são as emoções suscitadas por essa lembrança e se você as sente no corpo.
2. Como foi sua autocrítica? Que palavras e expressões lhe vieram à mente e de que modo elas influenciaram o que você sentiu?
3. Como você reagiu a esses sentimentos na ocasião?
4. Pense em alguém que você ame ou respeite. Se essa pessoa passasse pelo mesmo fracasso, de que outra maneira você reagiria? Por que lhe demonstraria esse respeito?
5. Como você gostaria que essa pessoa interpretasse o fracasso próprio para que pudesse voltar aos trilhos?

Resumo do capítulo

- Apesar de não podermos controlar a motivação, há coisas que podemos fazer para aumentar as chances de senti-la com mais frequência.
- O exercício físico cultiva a motivação. Fazer pouco exercício é melhor do que nada e pode ser o primeiro passo.
- Manter seu objetivo em mente ajuda a continuar despertando a motivação.
- Implementar mudanças pequenas e duradouras é melhor do que fazer muita coisa uma única vez.
- Aprender a descansar e a se revigorar entre situações estressantes ajuda a aumentar a força de vontade.
- A vergonha não é tão útil para a motivação quanto você poderia supor. Mudar sua relação com o fracasso estimula sua motivação.

CAPÍTULO 8

Como fazer algo mesmo sem vontade

Por mais que tentemos reduzir o estresse e cultivar a motivação, ela pode ser fugaz. Vem e vai. Por isso, não podemos contar com sua presença permanente. E sempre haverá coisas que nunca teremos vontade de fazer. Declaração de imposto de renda, renovação de seguros, levar o lixo para fora. Como fazemos essas coisas, mesmo quando parte de nós preferiria não fazê-las?

Os sentimentos costumam ser acompanhados por desejos. Esses desejos são sugestões, cutucadas, tentativas de persuasão que nos dizem para tentar isto ou aquilo, a fim de aliviar o incômodo que sentimos ou de buscar a recompensa que esperamos. Embora esses desejos sejam poderosos, não precisamos fazer o que eles mandam.

Ação contrária

Quando éramos pequenas, minhas irmãs e eu dividíamos um pacotinho de balas de hortelã e competíamos para ver quem conseguia ficar com elas na boca por mais tempo, sem mastigá-las – um desafio muito mais difícil do que parece. A vontade de mastigar as balas era quase irresistível. O desafio exigia uma concentração e um foco intensos. Mal eu me distraía e baixava a guarda, meu cérebro entrava no piloto automático e já era a bala de hortelã.

Quando tentamos fazer esse jogo, o que percebemos é que a nossa consciência focaliza a nossa experiência. Passamos a observar a sensação de um desejo. E passamos a criar um intervalo entre o desejo e a ação. Ao simplesmente prestarmos atenção, passamos a escolher se vamos atender ao desejo ou contrariá-lo. Quando a tarefa é tão simples quanto retardar a mordida de uma bala de hortelã, só precisamos de um pouquinho de competição entre irmãs para prosseguir. Quando tentamos lidar com desejos muito mais intensos, voltados para padrões arraigados de comportamento, que vêm acompanhados por intensos estados emocionais, o desafio é muito mais difícil.

A capacidade de agir contrariando um desejo, de escolher, em vez dele, um comportamento mais compatível com nosso objetivo, é uma capacidade fundamental que as pessoas aprendem na terapia (Linehan, 1993). A habilidade da ação contrária é a tentativa deliberada de praticar um ato que é o oposto daquilo que a emoção nos manda fazer. Isso é especialmente útil quando nossas estratégias de enfrentamento tendem a nos causar prejuízos.

A atenção plena é um componente fundamental dessa habilidade. Prestar atenção em nossa experiência e nos pensamentos, emoções e desejos que a acompanham permite-nos parar por tempo suficiente para tomar uma decisão esclarecida e, às vezes, previamente planejada sobre o que fazer a seguir. E isso quer dizer que podemos agir com base em nossos valores, em vez de em nossas emoções.

A barreira da dor

A melhor estratégia para a motivação é tirá-la do panorama. Há coisas que fazemos todos os dias, sentindo ou não sentindo vontade. Por exemplo, de manhã você não se pergunta se tem motivação para escovar os dentes: isso é apenas algo que a gente faz. É um hábito tão exercitado que você não precisa mais pensar nele. Simplesmente o repete. A razão é que essa foi uma parte inegociável da sua rotina cotidiana durante a maior parte da sua vida.

Imagine o seu cérebro como uma floresta. Para cada ação que você pratica, o cérebro precisa estabelecer conexões ou trilhas entre áreas diferentes.

Quando você repete uma ação com regularidade durante um longo período de tempo (como escovar os dentes), essas vias tornam-se bem conhecidas e estabelecidas. Essas vias largas e planas tornam-se mais fáceis de acessar, de modo que o seu cérebro pode realizar grande parte da ação sem que você tenha que pensar muito nela conscientemente.

Mas, quando você começa algo novo, é necessário abrir uma nova trilha, às vezes partindo do zero. Isso exige um enorme volume de esforço consciente. E, se você não usar essa trilha com frequência suficiente, ela sempre representará um esforço. Toda vez que você está sob tensão, o seu cérebro opta automaticamente pelo caminho mais fácil, que é a via conhecida. Mas, se você conseguir repetir esse novo comportamento com toda a frequência possível, em um número suficiente de vezes, um novo hábito se estabelecerá e se tornará mais fácil de usar quando você precisar dele.

Eis algumas dicas sobre como criar um novo hábito:

- Torne o novo comportamento tão fácil de fazer quanto possível, especialmente em momentos em que você possa não sentir vontade de agir.
- Prepare seu ambiente de modo que ele apoie sua nova mudança de comportamento. Nas primeiras etapas da mudança, você não pode confiar no hábito.
- Faça planos claros e prepare lembretes, se necessário.
- Acrescente uma mescla de recompensas de curto e longo prazos. As recompensas internas são mais eficazes que as externas. Por isso, precisamos menos de troféus do que da celebração e do reconhecimento internos de que estamos no caminho certo.
- Deixe claro por que você está fazendo essa mudança e por que ela é tão importante. Para facilitar, você pode usar os exercícios sobre valores apresentados mais adiante (ver página 228). Estabeleça essa mudança como parte da sua identidade. Agora, é assim que você faz as coisas.

Como persistir a longo prazo

No correr dos anos, as pesquisas em psicologia têm questionado a ideia de que o sucesso se deve inteiramente a talentos natos, e têm mostrado que a garra (Duckworth *et al.*, 2007) e a perseverança, em particular, desempenham um papel vital na nossa capacidade de lograr êxito (Crede *et al.*, 2017). Mas como chegar ao tipo de energia de que precisamos para conseguir perseverar, mesmo diante dos reveses?

Algo que muitas pessoas aprendem da maneira mais difícil é que isso não significa apenas seguir adiante até o esgotamento. Quando trabalhamos com metas de longo prazo fazendo mudanças que queremos manter, precisamos aprender a contrabalançar o estresse do esforço com o revigoramento do repouso. Não precisamos trabalhar o tempo todo nem estar o tempo inteiro energizados e descansados. Precisamos ser capazes de escutar o corpo e parar um pouco até estarmos prontos para retomar o avanço mais uma vez.

Assim como os atletas de elite podem tirar cochilos entre as sessões de treinamento e os cantores profissionais repousam a voz passando dias sem falar, precisamos reconhecer que o repouso e o revigoramento regulares são cruciais se quisermos perseverar em algo por muito tempo.

Mas nem todos os intervalos são iguais. A maioria dos dias tem momentos calmos, e às vezes enfadonhos, entre períodos de intenso trabalho e esforço. No entanto, se usarmos esses momentos de calmaria para atualizar os e-mails, dar uma espiada nas redes sociais ou terminar de fazer algumas tarefas, o corpo e o cérebro não voltarão a um estado de repouso para se recompor. Assim, da próxima vez que você pegar o telefone para ocupar os quinze minutos entre as reuniões, que tal dar um pulo lá fora para pegar um pouco de ar, ou encontrar um lugar em que possa fechar os olhos por um instante?

Também precisamos nos dar pequenas recompensas ao trabalharmos com grandes metas. Quando dividimos os grandes desafios em tarefas menores e nos recompensamos por concluí-las, colhemos os benefícios de pequenas liberações de dopamina ao longo do caminho. A dopamina não só nos dá aquele "barato" que traz uma sensação de recompensa, como também nos impele a olhar adiante para a meta seguinte e nos motiva a continuar no rumo certo. Ela nos permite imaginar como nos sentiríamos ao superar o desafio enfrentado e impulsiona o desejo e o entusiasmo (Lieberman & Long, 2019). Assim, receber essas pequenas recompensas ao longo do caminho ajuda a reabastecer o desejo do objetivo final e a capacidade de perseverar.

Digamos que você esteja tentando superar seu recorde de distância na corrida matinal. Quando começa a sentir cansaço, você se diz que vai chegar só até o fim da rua. Lá chegando, dá mentalmente um tapinha nas próprias costas por ter conseguido. Você vê isso como um sinal de que está no caminho certo. Essa recompensa interna dada a si mesmo provoca a liberação de dopamina. Esta elimina a noradrenalina que faria você desistir. Como resultado, você recebe um estímulo extra para seguir em frente por mais algum tempo. Esse processo não equivale a dizer palavras positivas a si mesmo. Você se concentra em uma pequena tarefa específica, e a realização dela significa que você está avançando em direção à sua meta final (Huberman, 2021).

Portanto, quando a tarefa que você tem pela frente parece uma montanha a ser escalada, não olhe para o pico. Estreite o foco e estabeleça o desafio de chegar a um próximo ponto. Lá chegando, permita-se absorver a sensação de estar avançando. Depois recomece.

Gratidão

A prática da gratidão pode ser uma ferramenta potente nas metas mais longas, que exigem um esforço persistente. Voltar a atenção para a gratidão gera as recompensas internas que revigoram e restabelecem a nossa capacidade de continuar retomando o esforço necessário. Uma simples alteração da linguagem pode ajudar a nos voltarmos para a gratidão. Por exemplo, procure passar de "tenho que..." para "vou...".

Como já foi mencionado, também podemos praticar a gratidão de modo mais formal, sentando com papel e caneta e anotando as coisas pelas quais nos sentimos gratos a cada dia. Ao fazermos isso, direcionamos propositalmente a nossa atenção de um modo que modifica o nosso estado afetivo. Mas o que ganhamos não é apenas esse impacto imediato nas nossas emoções. Ao praticarmos mais regularmente a gratidão, estamos repetindo um ato. Como já discutimos, quanto mais repetimos uma ação, mais fácil se torna para o cérebro executá-la com menos esforço no futuro. Quase como em uma musculação mental, fazer as repetições todos os dias facilita muito pensar de maneira proveitosa, quando viermos a precisar disso mais adiante.

Planejamento

Na terapia, é comum criarmos planos de crise. Às vezes, eles dizem respeito à manutenção da segurança em situações de vida ou morte. Em outras ocasiões, destinam-se a prevenir a recaída no vício ou o abandono de uma meta em um momento em que a pessoa se sinta vulnerável à desistência. Você pode se valer disso para melhorar as suas chances de se ater a determinado plano. Visualize a mudança que quer fazer. Anote todos os obstáculos potenciais que fariam você se desviar do curso. Para cada obstáculo, crie um plano de ação para impedir que ele cause um desvio ou desistência. Avalie antecipadamente a situação, para facilitar ao máximo as ações compatíveis com os seus valores e objetivos, e também para dificultar ao máximo a sabotagem desses objetivos com base em anseios emocionais. Por exemplo, se você quer se levantar na hora certa todos os dias, ponha o relógio para despertar quase já fora do quarto, para se forçar a sair da cama.

Se você conseguir prever as situações que poderão ser difíceis e se houver estabelecido um plano para lidar com elas, não terá que ser capaz de raciocinar e lutar com a tentação ou com a falta de motivação no momento em que se sentir vulnerável.

Agora eu sou assim – voltando à sua identidade

Uma vez que a motivação aumenta e diminui ao longo do trajeto para a mudança, voltar a si mesmo e à identidade que você quer criar pode ajudá-lo a persistir quando a motivação houver desaparecido. Se você se vir como alguém que cuida de sua higiene bucal, pegará a escova de dentes todos os dias, com ou sem vontade, pelo simples fato de isso ser algo que você faz.

Nosso senso de identidade não precisa ser inteiramente fundamentado no que é projetado para nós no início da vida. Continuamos a criar e a desenvolver a identidade ao longo do tempo, com tudo aquilo que fazemos. Quando nossas metas são sublinhadas pela nossa intenção de nos tornarmos a pessoa que queremos ser, ou, melhor ainda, quando decidimos que esta é a pessoa que somos agora, podemos agir em sintonia com isso, mesmo nos dias em que a motivação diminui.

Para maiores informações sobre como nortear seu senso de identidade, veja o capítulo 33, sobre como elaborar o que é importante.

> **Caixa de ferramentas:** Imaginar o futuro e manter um diário aumenta suas chances de fazer escolhas melhores.
>
> Invista tempo em imaginar o seu futuro. Quando criamos uma imagem vívida de nós mesmos no futuro, torna-se mais fácil fazer, no aqui e agora, escolhas que serão benéficas para nossos objetivos (Peters & Buchel, 2010).
>
> Imagine-se no futuro e pense em como se sentiria sobre as escolhas que fez, as coisas a que disse sim e aquelas a que disse não. De que modo essas escolhas terão afetado sua vida? De qual de suas escolhas e atos você acha que sentirá mais orgulho? Quando chegar a esse momento no futuro, em que você estará concentrando a sua atenção? Como se sentirá sobre o seu eu passado quando olhar para trás?

Prós e contras com base na Terapia Comportamental Dialética (TCD)

A TCD é uma psicoterapia que ajuda as pessoas a encontrar maneiras seguras de lidar com emoções intensas. Mas as habilidades ensinadas na TCD também podem ser úteis em muitos outros aspectos da vida, inclusive nos dias em que estamos tentando seguir firmes nos nossos objetivos, mas não nos sentimos motivados. Eis uma dessas habilidades.

Embora seja útil considerar o futuro que queremos, também é útil olhar para o futuro que não queremos. Na terapia, algumas pessoas passam o tempo explorando com detalhes os prós e contras de continuar como estão e de trabalhar com empenho em mudar. Você pode usar os quadros a seguir para experimentar isso. Vale a pena investir seu tempo e pensar com franqueza sobre o custo de manter tudo como está. Embora a mudança tenha desvantagens inevitáveis (podemos ter que tolerar a aflição e suportar o incômodo em nossos esforços), elas podem ser suplantadas pelo preço que pagamos ao continuar como estamos. Este pode ser um exercício valioso ao qual recorrer quando começarmos a sentir vontade de desistir de uma mudança de vida positiva, ou quando nos desviarmos do caminho.

Mudança

PRÓS	CONTRAS

Manter as coisas como estão

PRÓS	CONTRAS

Experimente: Desenvolver intencionalmente sua identidade requer reflexão e um esforço consciente. Tente sentar-se com papel e caneta para registrar algumas respostas às perguntas listadas a seguir. Melhor ainda, use um diário e continue voltando às suas respostas toda vez que estiver trabalhando por uma mudança de vida.

- Qual é a maior mudança que estou tentando fazer?
- Por que essa mudança é tão importante para mim?
- Que tipo de pessoa quero ser ao enfrentar este desafio?
- Como posso abordar o desafio de um modo que me dará orgulho quando, mais adiante, eu refletir sobre este período da minha vida, independentemente do resultado?
- Quais são os objetivos menores que preciso alcançar ao longo do caminho?
- Como eu gostaria de enfrentar os dias em que a motivação estiver baixa?
- Será que estou ouvindo meu corpo e sentindo aquilo de que ele precisa?

Resumo do capítulo

- Não podemos contar com a presença permanente da motivação.
- Podemos agir contrariamente aos nossos desejos, a fim de seguirmos nossos valores e não aquilo que sentimos em um dado momento.
- Repita um novo comportamento por um número suficiente de vezes e ele se transformará em um hábito.
- Para qualquer grande objetivo, o repouso e o revigoramento no caminho são vitais – basta perguntar a qualquer atleta de elite.
- Dê a si mesmo pequenas recompensas enquanto avança.

CAPÍTULO 9

Grandes mudanças de vida: por onde começar?

Às vezes, chega um momento na vida em que você se dá conta de que é necessária uma mudança e sabe exatamente que mudança é essa. Mas nem sempre é assim. Não raro, passamos por um período de tensão e mal-estar. Começamos a reconhecer que as coisas não estão como gostaríamos, mas não sabemos apontar exatamente como ou por que podemos começar a melhorá-las.

É aí que o incrível cérebro humano mostra o seu valor. No capítulo 3, falamos da metacognição – nossa capacidade não só de experimentar conscientemente o mundo, mas também de pensar na experiência que tivemos e reavaliá-la. Essa é uma habilidade fundamental que utilizamos na terapia. É o epicentro de qualquer grande mudança de vida. Não se pode mudar aquilo que não se compreende.

Consta que Albert Einstein disse certa vez: "Se eu tivesse uma hora para solucionar um problema, passaria 55 minutos pensando no problema e 5 minutos pensando em soluções." Essa citação costuma vir à minha lembrança quando escuto a noção equivocada de que terapia consiste em ficar sentado em uma sala remexendo nos próprios problemas. Terapia realmente envolve pensar nos problemas de cada um, mas há um método nisso. A maneira mais eficaz de resolver um problema é compreendê-lo de ponta a ponta.

Então, como utilizamos a metacognição ao nos confrontarmos com grandes mudanças? O desenvolvimento da consciência começa por olhar para trás. Para quem está fazendo terapia ou orientação psicológica, é possível falar de coisas que aconteceram e receber do terapeuta dicas úteis, que ajudem a lhes dar sentido. Para quem usa uma abordagem de autoajuda, manter um diário é um grande ponto de partida. Não há nenhuma pressão para escrever textos longos ou que façam sentido para qualquer outra pessoa. O objetivo é aprimorar sua capacidade de refletir sobre as próprias experiências e sobre como você reagiu a elas. Por exemplo, digamos que você tenha sido reprovado em uma prova e que, nos momentos seguintes à notícia do resultado ruim, tenha se xingado com uma torrente de palavrões impublicáveis e dito a si mesmo que nunca será ninguém. A metacognição envolve refletir sobre esses pensamentos e sobre como eles tiveram outros impactos em sua experiência.

O poder da metacognição está ligado à sua capacidade de desenvolver a nossa responsabilidade perante nós mesmos e de examinarmos o papel que desempenhamos em permanecer como estamos ou em introduzir mudanças. Ela revela a grande influência que comportamentos aparentemente pequenos podem ter, tanto em um sentido positivo quanto negativo.

Criar esse tipo de diário pode parecer estranho quando estamos acostumados a passar superficialmente pelos acontecimentos, sem prestar muita atenção aos detalhes. Com o tempo, entretanto, esses detalhes podem nos ajudar a desenvolver, em retrospectiva, a consciência da nossa experiência, bem como a identificar os ciclos e padrões de comportamento no momento em que eles acontecem. É aí que criamos a possibilidade de escolher algo diferente e fazer as mudanças positivas que queremos para nós.

Experimente: Ao escrever no diário, use estas dicas para saber como explorar os problemas com que você está lidando e praticar a habilidade de refletir sobre seus pensamentos.

- Descreva quaisquer eventos relevantes que tenham acontecido.
- Que pensamentos você teve na ocasião?
- De que modo essa maneira de pensar teve impacto no que você sentiu?

- Descreva as emoções que você notou.
- O que desencadeou essas emoções?
- Que vontades você teve?
- Como reagiu a esses sentimentos?
- Quais foram as consequências da sua reação?

Resumo do capítulo

- Nem sempre fica claro o que precisamos mudar e como realizar essa mudança.
- Não se pode mudar aquilo que não se consegue entender.
- Procure conhecer o seu problema de ponta a ponta, para tornar mais fácil a identificação de como agir em seguida.
- Comece refletindo sobre as situações depois de elas terem acontecido.
- Seja franco sobre as maneiras pelas quais você contribui para o problema ou para se manter estagnado.
- A terapia pode ajudar nesse processo, mas, se você não tem acesso a ela, manter um diário pode ser um bom ponto de partida.

PARTE 3

Sobre a dor emocional

CAPÍTULO 10

Não quero mais sofrer!

Se um dia você buscar uma terapia, o terapeuta logo lhe perguntará o que você quer desse processo. A maioria das pessoas deseja lidar melhor com as emoções. Elas sentem emoções dolorosas ou desagradáveis, das quais querem livrar-se, e sentem falta das emoções mais prazerosas ou serenas que gostariam de voltar a sentir. E por que não haveriam de querer isso? Todos nós só queremos ser felizes. As pessoas sentem-se à mercê dessas emoções dolorosas e querem que elas desapareçam.

Longe de mandar as emoções embora, na terapia você aprende a modificar a sua relação com elas, a acolher todas, a direcionar atenção a elas, a vê-las tais como são e a agir de maneiras que as influenciem e alterem sua intensidade.

As emoções não são inimigas nem amigas. Não ocorrem porque o seu cérebro tem uns parafusos fora do lugar nem porque você é uma alma sensível, como lhe disseram no passado. As emoções são as tentativas que o cérebro faz de explicar e dar sentido ao que acontece no seu mundo, no seu corpo. Seu cérebro recebe informações dos seus sentidos físicos sobre o mundo externo e sobre suas funções corporais, como sua frequência cardíaca, sua respiração, seus hormônios e sua função imunológica. Em seguida, ele usa a lembrança de sensações ocorridas no passado para lhes dar algum sentido no presente. É por isso que as palpitações cardíacas trazidas por um excesso de xícaras de café podem culminar em um ataque de pânico. O coração palpitando, a respiração acelerada e as palmas das mãos suadas lembram muito aquela ocasião em que você teve um ataque de pânico no supermercado. Tais sensações físicas são muito semelhantes ao medo, e o seu cérebro recebe a mensagem de que nem tudo vai bem, o que provoca a sua reação à ameaça.

Não seria ótimo se pudéssemos acordar de manhã e simplesmente decidir o que sentir ao longo dia? Que venham o amor, a empolgação e a alegria, por favor! Infelizmente, não é tão simples. O oposto dessa ideia é a de que as emoções simplesmente surgem, sem nada que as desencadeie, e a de que não temos nenhum controle sobre o que acontece ou quando acontece – tudo o que podemos fazer é tentar resistir, bloquear as emoções e ser racionais. Mas também não é este o caso. Embora não possamos desencadear diretamente todas as emoções, temos muito mais influência sobre nosso estado emocional do que nos levaram a acreditar. Isso não quer dizer que você tenha culpa por sentir um incômodo afetivo; quer dizer que passamos a aprender sobre as muitas maneiras de assumirmos a responsabilidade pelo nosso bem-estar e construirmos novas experiências emocionais.

O que *não* fazer com as emoções

Afastá-las

Imagine que você está na praia. Entra na água até ela bater no seu peito. As ondas precisam passar por você para chegar à areia. Se você tentar paralisá-las, impedir que elas cheguem à praia, vai aprender o quanto elas são poderosas. Elas vão empurrá-lo e você será rapidamente tragado e derrubado. Mas não é preciso lutar contra as ondas. Elas virão, de qualquer maneira. Quando você aceita isso, pode concentrar-se em manter a cabeça fora da água à passagem delas. Você continua a sentir o efeito. Pode até ser momentaneamente levantado e perder a base de apoio. Mas vai mover-se junto com a água e se preparar para tornar a pôr os pés no chão.

Lidar com a emoção é a mesma coisa que ficar em meio às ondas. Quando tentamos impedir os sentimentos, é fácil sermos derrubados e ficarmos em apuros, lutando para recobrar o fôlego e descobrir como voltar à tona. Quando permitimos que a emoção nos inunde, ela cresce, atinge um pico e diminui, seguindo seu curso natural.

Acreditar que elas são fatos

As emoções são reais e válidas, mas não são fatos; são um palpite, uma perspectiva que experimentamos para ver se serve. A emoção é a tentativa do cérebro de dar sentido ao mundo para que você possa satisfazer suas necessidades e sobreviver. Visto que aquilo que você sente não é uma afirmação factual, também os pensamentos não o são. Em parte, é por isso que terapias como a TCC (terapia cognitivo-comportamental) podem ser tão úteis para muitas pessoas. Elas nos proporcionam prática na capacidade de dar um passo atrás em relação aos pensamentos e sentimentos e de enxergá-los tais como são – apenas uma perspectiva possível.

Quando sabemos que os pensamentos e sentimentos não são fatos, mas causam sofrimento, faz sentido ficarmos atentos, para ver se eles são um reflexo verdadeiro da realidade ou se haveria uma alternativa mais útil. Quando tratamos nossos pensamentos e sentimentos como fatos, permitimos que eles determinem nossos pensamentos e nossas ações do futuro. Com isso, a vida se torna uma série de reações emocionais, em vez de escolhas esclarecidas.

Então, de que modo deixar de lidar com os pensamentos como se eles fossem fatos? Fazendo perguntas. Algo que a terapia nos faz praticar é sermos curiosos sobre as experiências, tanto no nosso mundo interno quanto no mundo que nos cerca. Pessoas sentam-se diante de mim e começam a falar daquilo que deu errado ao longo da semana e dos sentimentos que não deveriam ter tido, e entram no velho hábito da autocrítica e da autodepreciação. Aí trocamos nossa perspectiva por uma imagem panorâmica. Examinamos como esses comportamentos se coadunam com a nossa formulação. Passamos à curiosidade, na qual não há necessidade de autoagressões. E assim, quer tenha sido uma semana ótima ou uma semana difícil, aprendemos e crescemos.

Manter a curiosidade nos permite olhar para os nossos erros e aprender, quando, de outro modo, eles poderiam ser dolorosos demais para os reconhecermos. Manter a curiosidade traz consigo uma sensação de esperança e energia para o futuro. Haja o que houver, estaremos sempre aprendendo.

Caixa de ferramentas: Analise as suas estratégias de enfrentamento.

- Quais são, para você, os primeiros sinais de que há um desconforto emocional presente?
- Trata-se de um comportamento? Você reconhece seus comportamentos de bloqueio ou de proteção?
- Em que parte do corpo você sente essa emoção?
- Quais são os pensamentos presentes? Quais as crenças que você aceita a respeito dessa situação? Que efeito isso surte em você?
- Procure escrever esses pensamentos e narrativas.
- O que eles podem lhe dizer sobre o que você teme?
- Que comportamentos tendem a acompanhar uma emoção forte?
- Esses comportamentos ajudam você a curto prazo?
- Qual é o impacto deles a longo prazo?
- Peça a alguém de confiança que analise a história com você e o ajude a identificar ideias tendenciosas ou mal-entendidos. Explore com essa pessoa as diferentes perspectivas que você poderia ter.

Resumo do capítulo

- As emoções não são inimigas nem amigas.
- Temos mais influência sobre o nosso estado emocional do que nos ensinaram a crer.
- Afastar a emoção pode causar mais problemas do que permitir que ela nos invada e siga seu curso natural.
- As emoções não são fatos, mas uma perspectiva possível.
- Quando houver uma emoção dolorosa, exerça a curiosidade, faça perguntas. O que ela pode lhe dizer?

CAPÍTULO 11

O que fazer com as emoções

Se você veio diretamente a este capítulo, é possível que esteja à procura de respostas para uma dor emocional. Como é que faz para tudo desaparecer? Bem, se é isso que você espera descobrir, tenha paciência comigo. Por favor, não feche ainda o livro, embora eu esteja prestes a lhe dizer o oposto do que você deve estar esperando ouvir.

Lá pela metade da minha formação clínica, em algum momento tivemos uma introdução à atenção plena. Talvez você ache que um grupo de psicólogos clínicos em formação teria maturidade suficiente para se sentar e aprender com paciência. Mas a sala ficou cheia de risinhos enquanto todos tentávamos permanecer sentados em silêncio observando o que sentíamos. A formação clínica é toda voltada para o *fazer*, para o providenciar coisas. Estávamos firmemente sintonizados no "modo ação". Passar para o simples *ser* revelou-se um desafio para todos os presentes na sala, para grande chateação do professor. Na ocasião, admito que eu estava cética e não conseguia me ver usando aquilo ou ensinando aquilo a alguém.

Mas fazia parte do programa, então era preciso tentar. À medida que a graduação progrediu e se tornou mais estressante, eu me vi no meio do período de avaliações com uma tese para escrever e os exames se aproximando. A tensão estava alta. Na época, uma das minhas ferramentas favoritas para lidar com o estresse era correr. Dei um tempo na escrivaninha e saí para uma corrida pela zona rural da região. Minha cabeça fervilhava com listas de afazeres e com medo de não conseguir aprontar tudo e fazer as coisas direito. Fiz outra tentativa de usar a atenção plena, desta vez em movimento.

Segui uma longa trilha de cascalho pelo bosque e escutei o som de meus pés batendo nas pedras. Deixei que os sentimentos de ansiedade e tensão me acompanhassem. Não tentei afastá-los. Não tentei fazer planos nem solucionar problemas. A intervalos de alguns segundos, minha mente se distraía e me falava das coisas que eu devia estar fazendo em vez daquilo, mostrando-me cenários terríveis de perda de prazos, descumprimento de compromissos e um e-mail que eu precisava mandar quando voltasse para casa. Em todas essas vezes, deixei os pensamentos entrarem. Em todas elas, deixei que passassem por mim e voltei ao som de meus pés no cascalho. Devo ter passado por esse processo umas mil vezes. Distração, retorno. Distração, retorno. No caminho de volta para casa, quando me aproximava do fim da trilha, entendi. Compreendi o que todos aqueles textos acadêmicos estavam tentando me ensinar. Eu continuava com todos os mesmos obstáculos pela frente, mas não estava lutando com a tensão. Estava deixando que ela passasse – e foi o que ela fez.

A ideia de acolher de bom grado todas as experiências emocionais é quase alarmante a princípio; é o oposto do que muitos de nós somos ensinados a fazer com os sentimentos. Ensinam-nos que os sentimentos são o oposto da racionalidade, algo a ser refreado e escondido, empurrado para um canto da mente e silenciado. Como assim, deixar as emoções surgirem e até lhes dar boas-vindas?

Muitos de nós tememos as emoções – quer dizer, até começarmos a nos permitir experimentá-las e a compreender que todas sobem e descem como ondas.

A atenção plena nos permite utilizar a ferramenta da consciência. Consciência é algo que soa muito elementar e bastante vago, mas é a ferramenta que não sabemos ser necessária até que a usamos. Desligar o piloto automático e desenvolver a consciência dos pensamentos, emoções, desejos e ações contribui com uma luz âmbar, antes que a luz verde brilhe e passemos a agir com base em um desejo ou uma emoção. Ela nos oferece a chance de fazer uma pausa, conscientemente, ali onde o piloto automático talvez nos empurrasse para a ação. Com isso, damos a nós mesmos uma chance maior de fazer escolhas diferentes, baseadas nos nossos valores, em vez de simplesmente reagir à emoção.

Quando um pintor trabalha atentamente em um pequeno detalhe de uma grande tela, de vez em quando ele dá um passo atrás e verifica se cada nova pincelada se encaixa na visão geral que ele tem do quadro. A ferramenta metacognitiva de fazer uma pausa entre emoção e ação é esse mesmo processo de dar um passo atrás, nem que seja por um instante, para verificar os pensamentos e ações e ver se eles serão compatíveis com a pessoa que você quer ser. A capacidade de conferir o quadro mais amplo, mesmo por um ínfimo instante, pode ter um impacto poderoso em como levamos a vida.

Enquanto o rio dos pensamentos constantes flui, pomos a cabeça acima da água e verificamos se esses pensamentos estão seguindo na direção em que queremos nos mover. Podemos considerar essa direção no contexto de nossos valores e propósitos, em vez de apenas nos movermos com o fluxo por ser esse o seu caminho natural.

Ver as emoções tais como são

Ver as emoções tais como são é fundamental para sermos capazes de processá-las de maneira sadia. Você não se resume a seus sentimentos nem os seus sentimentos definem quem você é. A emoção é uma experiência que atravessa você. Cada emoção pode oferecer informações, mas não necessariamente a história inteira. Se há algo para o qual as emoções são bastante úteis, é para nos dizer do que precisamos. Quando nos permitimos sentir uma emoção, sem bloqueá-la nem afastá-la, podemos nos voltar para ela com curiosidade e aprender.

Descobrir do que necessitamos é ainda mais valioso quando, posteriormente, usamos essa informação para fazer o que é preciso e atender a essas necessidades. Creio que é sempre útil começar pelo físico. Como discutimos em capítulos anteriores, não há quantidade de terapia nem de habilidades psicológicas capazes de reverter o impacto destrutivo do sono de má qualidade, da má alimentação e da falta de atividade física. Quando começamos a cuidar do corpo em que vivemos, já estamos no caminho para conseguir trabalhar no restante.

Escolha um nome

Quando sentir alguma coisa, dê-lhe um nome. Aprenda uma porção de nomes para uma porção de emoções. Nós não nos sentimos apenas felizes, tristes, com medo ou com raiva. Também nos sentimos vulneráveis e envergonhados, amargos e agradecidos, inadequados e empolgados.

Na terapia, grande parte do trabalho é investido nisso. Observe o que você sente, onde isso se manifesta no corpo e lhe dê um nome. É comum as pessoas reconhecerem as sensações físicas, mas não fazerem ideia de qual é a emoção correspondente; talvez seja um legado do passado não falarmos sobre as emoções. Ninguém precisava de um nome para todas as emoções diferentes porque ninguém jamais falava sobre elas. Mas as pessoas eram capazes de captar a manifestação física da emoção porque sempre foi mais aceitável dizer a alguém que estamos enjoados e com palpitação do que dizer que estamos nos sentindo vulneráveis e inseguros.

Aumentar o vocabulário emocional para poder fazer uma distinção tênue entre as diferentes emoções ajuda a regular essas emoções e a escolher as respostas mais úteis nas situações sociais (Kashdan *et al.*, 2015).

Autoconsolação

Quando as emoções penosas se intensificam, é muito fácil dizer que elas vão se elevar, atingir um pico e descer, mas a realidade dessa experiência pode ser excruciante e conduzir a um desejo intenso de fazer coisas pouco saudáveis, ou até perigosas, a fim de fazer tudo desaparecer mais depressa.

Embora, como comentei, alguns livros de autoajuda possam lhe dizer que basta você ter pensamentos positivos para mudar o que está sentindo, eu diria que isso será uma batalha. Tentar modificar o que sentimos já é suficientemente difícil quando nos sentimos bem. Tentar modificar os pensamentos que surgem no auge da aflição é quase impossível. Quando estamos arrasados, a melhor estratégia é dar um passo atrás e atentar ao máximo para essa emoção, vê-la como uma experiência temporária e equalizar a nossa resposta de ameaça, reconfortando a nós mesmos nessa travessia.

Na já mencionada terapia comportamental dialética (TCD), ensinamos os indivíduos a se reconfortarem para atravessar emoções aflitivas com habilidades simples que os ajudem a surfar a onda até que ela torne a baixar. Essas habilidades são chamadas de habilidades de tolerância ao mal-estar. Uma delas é a autoconsolação ou autotranquilização (Linehan, 1993).

Autoconsolação é qualquer conjunto de comportamentos que ajude a pessoa a se sentir segura e reconfortada enquanto vivencia uma emoção dolorosa. Quando a resposta de ameaça é desencadeada, a mensagem recebida pelo cérebro é: "Não estamos seguros! Não está tudo bem! Faça alguma coisa já!". Se quisermos que essa emoção aflitiva pare de aumentar e reinicie o processo de redução para a linha basal, precisamos alimentar o corpo e o cérebro com novas informações que indiquem nossa segurança. Há inúmeras maneiras de fazermos isso porque nosso cérebro extrai suas informações de cada um de nossos sentidos. Isso quer dizer que você pode usar cada um deles para enviar ao cérebro mensagens de que está seguro. Seu cérebro também obtém informações do estado físico do seu corpo, inclusive da frequência cardíaca, da respiração e da tensão muscular. É por isso que as experiências físicas que relaxam os músculos, como um banho morno, podem ser eficazes e contribuir para que atravessemos a aflição.

Outras estratégias autoconsoladoras incluem:

- Uma bebida quente.
- Um papo com um amigo de confiança ou com a pessoa amada.
- Movimentação física.
- Música tranquilizadora.
- Belas imagens.
- Respiração lenta.
- Técnicas de relaxamento.
- Uma fragrância ou perfume que você associe à segurança e ao conforto.

Uma das maneiras mais rápidas de dizer ao seu cérebro que você está em segurança é, na verdade, por meio do sentido do olfato. Achar uma fragrância que você associe a segurança ou conforto, talvez o perfume de uma pessoa querida ou um aroma de lavanda que você considere calmante, pode ser útil para ajudar a concentrar a mente e acalmar o corpo ao mesmo tempo. Para os que lutam com emoções angustiantes quando estão em público, vejamos um exemplo. Um método comum usado na terapia é descosturar cuidadosamente um brinquedo macio, enchê-lo de lavanda e refazer a costura. Depois, sempre que você estiver em público e começar a se sentir angustiado, poderá respirar lembrando-se desse aroma e se acalmar, reconfortar-se através dele, sem que sequer alguém repare.

Uma grande ferramenta, frequentemente usada na TCD, é criar caixas autoconsoladoras. A razão de isso ser uma ótima ideia é que, quando você está sofrendo emocionalmente, no auge da aflição, o seu cérebro deixa de lado suas aptidões para resolver problemas. Quando você está sob ameaça, não tem tempo para refletir bem sobre as coisas. É nessa hora que o seu cérebro lhe dá um palpite rápido e age por impulso. A caixa autoconsoladora é algo que você prepara de antemão quando está em condições de pensar bem no que mais ajuda nos momentos de angústia. Pegue uma caixa de sapatos velha e encha-a de tudo que possa ajudar a reconfortá-lo quando você estiver em aflição. Como descrevemos anteriormente, é ótimo incluir tudo que você associe a sensações de segurança e conforto. Tenho uma caixa autoconsoladora em meu consultório terapêutico para usar como exemplo. Dentro dela há um lembrete para ligar para determinada pessoa amiga. Procurar ajuda pode não ser a nossa primeira ideia quando estamos em dificuldade, mas seguir uma instrução simples de telefonar para um amigo de confiança pode nos guiar na direção certa. Como sabemos pelos capítulos anteriores, o contato entre os seres humanos ajuda-nos a aliviar mais depressa o estresse. Também incluí em minha caixa autoconsoladora uma caneta e um bloco. Está comprovado que, quando não conseguimos falar, a escrita expressiva nos ajuda a processar as emoções e a entender o que está acontecendo.

A caixa também pode incluir essência de lavanda (ou qualquer perfume que você associe à serenidade), fotografias de pessoas que se importam com você e com quem você se importa, e uma seleção de músicas tranquilizadoras ou animadoras para tocar. A música, cuidadosamente escolhida, pode ter um impacto poderoso no nosso estado emocional. Crie uma playlist que o ajude a se sentir calmo, seguro e reconfortado nas horas de tensão.

A minha caixa também inclui um saquinho de chá porque, na Inglaterra, associamos o chá a consolo e interligação humana. Incluir algo desse tipo na caixa é apenas uma instrução clara a seguir quando, de outro modo, a pessoa poderia ter dificuldade para pensar naquilo de que precisa.

É crucial manter essa caixa em algum lugar de fácil acesso para quando você precisar dela. Essa ferramenta tem a função de tornar mais fácil lidar com as coisas da maneira que você deseja, nos momentos mais difíceis, e ajudá-lo a se manter longe dos hábitos menos saudáveis quando estiver vulnerável.

Resumo do capítulo

- Você não se resume aos seus sentimentos, e os seus sentimentos não são quem você é.
- A emoção é uma experiência que perpassa você.
- Cada emoção pode oferecer informações, mas não necessariamente a história toda.
- Se há uma coisa para a qual as emoções são úteis, é para nos dizer do que precisamos.
- Quando você sentir alguma emoção, dê-lhe um nome. Procure rotular o que sente com mais detalhes do que apenas "alegria" ou "tristeza".
- Permita que as emoções estejam presentes e se acalme ao ser perpassado por elas, em vez de bloqueá-las.

CAPÍTULO 12

Como explorar o poder das palavras

A linguagem que usamos pode ter efeitos poderosos na nossa experiência do mundo. Ela é a nossa ferramenta para dar sentido às coisas, ajudando-nos a categorizar sensações, aprender com as experiências passadas, compartilhar esse conhecimento e prever e planejar as experiências futuras.

Algumas palavras referentes às emoções passaram, pouco a pouco, a ser cada vez mais usadas para significar coisas diferentes, até adquirirem um sentido amplo e vago. "Feliz" tornou-se um termo genérico que abarca tudo o que há de positivo, a tal ponto que ninguém realmente sabe se o que está sentindo se qualifica como "felicidade". Se tenho emoções intensas, passionais, estou feliz? Se me sinto calma e contente, estou feliz? Se me sinto cheia de inspiração e energia, isso é estar feliz?

O mesmo aconteceu com palavras como "depressão". O que é, exatamente, um estado de humor deprimido? Tristeza? Vazio? Agitação? Entorpecimento? Apreensão? Inquietação? Apatia?

E essas questões de nomenclatura realmente importam? Bem, pelo que se constata, sim.

Dispor de menos conceitos ou palavras para diferenciar emoções negativas distintas associa-se a níveis mais altos de depressão após eventos estressantes na vida (Starr *et al.*, 2020). Quem é capaz de estabelecer distinções entre sentimentos negativos tende a ser mais flexível em sua maneira de reagir aos problemas. Por exemplo, tem menos probabilidade de encher a cara quando está sob tensão, reage menos à rejeição e manifesta menos angústia e menos transtornos depressivos (Kashdan *et al.*, 2015). Isso não significa que tais problemas sejam causados pelas dificuldades de distinguir os sentimentos negativos, mas mostra que temos uma ferramenta poderosa que podemos usar para nos ajudar a atravessar os tempos difíceis.

Quanto mais palavras novas você puder desenvolver para diferenciar os sentimentos, mais o seu cérebro disporá de opções para compreender várias sensações e emoções. Quando você dispõe de uma palavra mais exata para designar um sentimento, isso ajuda a regular suas emoções e, por sua vez, significa menos estresse para o seu corpo e a sua mente, de um modo geral. Trata-se de uma ferramenta crucial, caso você queira ser mais flexível e eficiente no seu modo de reagir aos desafios enfrentados (Feldman Barrett, 2017).

A boa notícia é que essa é uma habilidade que todos podemos continuar a desenvolver. Eis algumas ideias sobre como ampliar seu vocabulário emocional:

- Seja específico. Quando sentir algo, tente ir além de "estou me sentindo incrível" ou "não estou feliz". Que outras palavras você pode usar para descrever esse sentimento? Ele é uma combinação de sentimentos? Que sensações físicas você nota?
- O nome de uma emoção pode não ser suficiente para abranger esse sentimento. Será que ele é uma combinação de sentimentos? Por exemplo, "estou me sentindo nervoso e também empolgado".
- Não há maneira certa ou errada de denominar uma emoção. A chave é encontrar uma descrição com que você e as pessoas à sua volta possam familiarizar-se. Se não conseguir encontrar as palavras, você pode inventar as suas, ou achar palavras de outras línguas que não tenham uma tradução exata.
- Explore novas experiências e brinque com maneiras de descrevê-las, desde provar novas comidas até conhecer pessoas novas, ler livros ou visitar um lugar novo. Cada nova experiência oferece a oportunidade de ver o mundo por uma perspectiva diferente.
- Em matéria de desenvolver a capacidade de descrever essas novas experiências, use todas as oportunidades de aprender palavras novas. E elas não precisam vir apenas de livros (embora eles ajudem). Também

podem vir da música, do cinema e de qualquer outro lugar que exponha você a novas palavras para descrever como se sente.

- Anote as experiências e explore maneiras de descrever seus sentimentos. Se lhe faltam palavras quando tenta descrever o que está sentindo, e se precisa de ajuda para criar seu vocabulário emocional, a Roda dos Sentimentos (Willcox, 1982) é um ótimo recurso, frequentemente usado na terapia, exatamente para esse fim. Você pode manter uma cópia dessa imagem na capa do seu diário e usá-la para encontrar palavras mais específicas. Também pode usar os espaços em branco para acrescentar suas próprias palavras ao se deparar com elas em outros lugares.

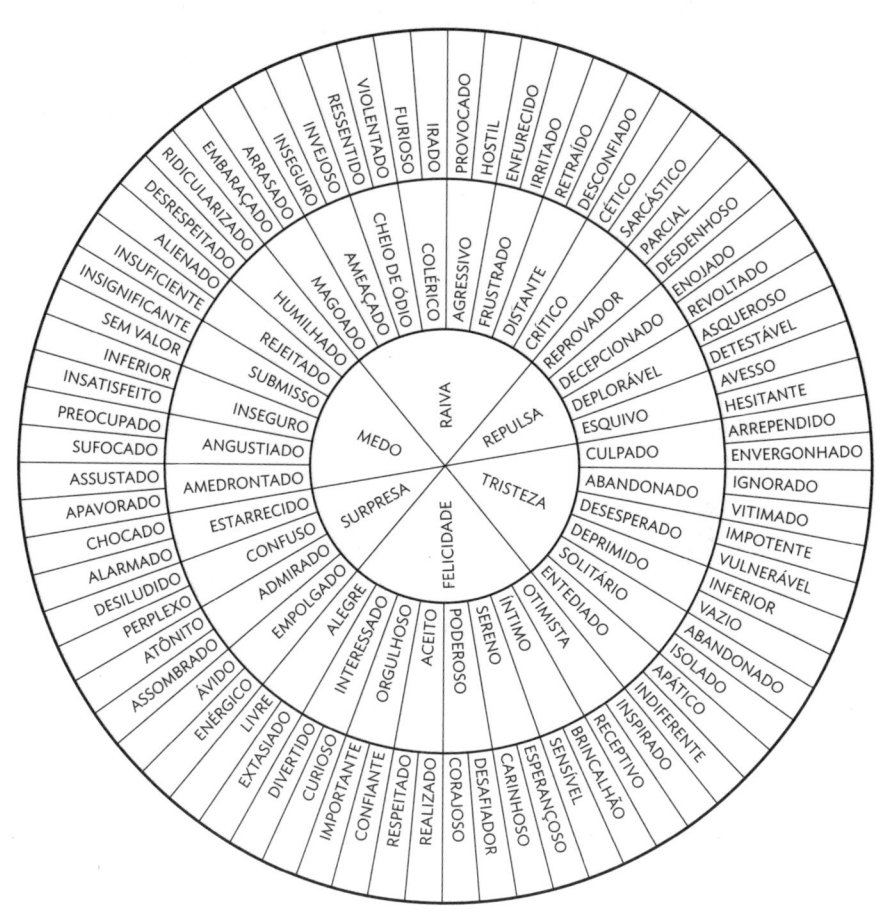

Figura 7: Use a Roda dos Sentimentos (Willcox, 1982) para encontrar as palavras que descrevem como você se sente.

Não se concentre apenas nas emoções negativas

Manter um diário é uma forma útil de processar e compreender as experiências e emoções que nos acontecem. Mas esse recurso não é útil apenas para compreender as experiências difíceis. Igualmente importante é gastar algum tempo escrevendo sobre as experiências positivas, mesmo os pequenos momentos vividos como positivos – isso porque toda ação é um padrão específico de atividade neural no cérebro. Como vimos, quando você repete reiteradamente uma atividade, essa via neural é reforçada e se torna mais fácil para seu cérebro ter acesso a ela. Assim, se você quer ser capaz de cultivar sentimentos, lembranças e pensamentos positivos com mais facilidade, pratique isso mantendo um diário. Quando você adquire prática no cultivo de alguns sentimentos e experiências dessa maneira, fica mais fácil ter acesso a eles no futuro.

> **Resumo do capítulo**
> - A linguagem que usamos tem um efeito poderoso na nossa experiência de vida.
> - Quanto mais palavras você tiver para descrever como se sente, melhor.
> - Se as palavras lhe faltarem, você pode usar algum recurso, como a Roda dos Sentimentos, para obter dicas.
> - Observe as palavras usadas pelos outros, leia livros e explore outros meios de desenvolver o seu vocabulário emocional.

CAPÍTULO 13

Como apoiar alguém

Se você está apoiando uma pessoa querida que enfrenta dificuldades com a saúde mental, é bem possível que se sinta completamente impotente. Você não sabe como consertar a situação, não sabe direito quais palavras usar. Quer fazer com que tudo fique bem para essa pessoa, mas não pode. Assim, sente-se perdido, querendo desesperadamente ajudar e não sabendo como.

Quando alguém que amamos está sofrendo, às vezes a tensão que isso desperta pode nos causar um desejo de fugir do que sentimos a respeito da dor alheia. Mas, ao fazermos isso, podemos ficar ainda mais desamparados e paralisados, porque deixamos de proporcionar até mesmo um apoio discreto que poderia nos ajudar a ter mais confiança no nosso papel de apoiadores (Inagaki & Eisenberger, 2012).

Embora não haja regras claras e fixas para apoiar alguém no enfrentamento de problemas mentais, existem algumas estratégias que podem ajudar nesse caminho. Vejamos:

1. Quando nos concentramos em tentar resolver o problema, é comum subestimarmos o poder de estarmos simplesmente presentes. As pessoas em geral não querem que lhe digam o que fazer, mas querem alguém que sempre apareça para ver como elas estão e que demonstre importar-se com elas.
2. Se a pessoa querida tem um diagnóstico específico, pode ser útil aprender de que maneira isso a afeta e obter uma orientação mais clara sobre os desafios enfrentados por ela.

3. Não se esqueça de que a pessoa a quem você dá apoio terá uma ideia daquilo de que precisa. Por isso, perguntar-lhe como ela gostaria de ser apoiada pode ser útil para orientar você, ao mesmo tempo que comunica ao outro que você está ouvindo.
4. Cuidar de alguém pode impor um esforço à sua saúde mental, mas você não poderá dar o melhor de si se sua própria saúde mental começar a se deteriorar. Por isso, é absolutamente imperativo que você priorize também a sua saúde – ainda que com pequenos cuidados. Mantenha um olhar atento para os elementos fundamentais. Fique de olho no seu sono, na sua rotina, na sua ingestão de nutrientes, no exercício físico e nos contatos sociais.
5. Tenha seu próprio apoio. Quer venha de alguém em quem você confie, de um grupo de apoio ou de um profissional, ter um espaço seguro para falar dos seus sentimentos e pensar em como seguir adiante pode impedir que você chegue ao esgotamento.
6. Estabeleça limites. Apoiar outra pessoa não significa que a sua vida deixou de ter importância. Ter clareza sobre os seus valores pode ajudar você a se manter firme quando as coisas ficarem difíceis e a preservar certo equilíbrio.
7. Elabore um plano de crise. Se, um dia, a pessoa de quem você cuida vier a sentir-se insegura, é importante ter um plano de crise. Ele não precisa ser complexo. Reconheça qualquer sinal precoce de que as coisas estão se deteriorando e liste o que vocês podem fazer para garantir a segurança de todos nessa situação. Dispor de um plano escrito, com todos os números para os quais você precisará telefonar, torna mais fácil fazer o necessário em meio a uma crise.
8. É fácil subestimar o poder de escutar com compaixão, bondade e interesse. Os problemas podem não desaparecer quando você ouve dessa maneira, mas você ajuda a pessoa a se sentir cuidada e menos sozinha, o que melhora muito as suas chances de recuperação. O apoio social é uma ferramenta poderosa e não precisa vir com todas as respostas, apenas com uma grande dose de compaixão.
9. Apoiar alguém não significa que você precise manter conversas longas e intensas. O contato humano nos momentos mais corriqueiros é importante. Caminhar enquanto conversam pode ajudar pessoas

que se sentem pouco à vontade para se abrir. Você também pode não dizer nada. O simples fato de passar algum tempo em companhia um do outro, mesmo em silêncio, é bom. Ao estar presente, você ajuda a pessoa a se sentir menos só e mais bem cuidada.

10. Se você está tentando ajudar a pessoa a se abrir a respeito de seus problemas, talvez seja útil fazer perguntas abertas, que peçam mais do que sim ou não como resposta. Por exemplo, em vez de perguntar "Você está se sentindo bem?", experimente "Em que você está pensando?".
11. Escute com atenção. Não dê conselhos, a menos que eles sejam solicitados. Apenas espelhe o que você ouve a outra pessoa dizer; deixe-a saber que ela é ouvida e respeitada.
12. Se essa pessoa falar que se sente sem esperança ou desamparada, ou disser que não consegue enxergar uma saída, ou caso você se preocupe com a segurança dela, busque sempre orientação profissional.
13. Não subestime o poder da ajuda prática. Quando alguém está enfrentando dificuldades com a saúde mental, com a saúde física, com os períodos pré e pós-natais, ou com o luto, tudo isso pode tornar mais difíceis as tarefas habituais do dia a dia. Por exemplo, ajudar alguém a fazer algumas refeições saudáveis toda semana, aparecendo com um jantar feito em casa, é uma grande maneira de dar apoio a uma pessoa querida.
14. Ser sensível às situações que deixam a pessoa especialmente vulnerável (ou lhe perguntar quais são) indica que você pode estar a seu lado quando ela mais precisar. Por exemplo, se uma pessoa está passando por um luto recente e tem que comparecer sozinha a uma atividade social pela primeira vez, não a evite. Fique perto e lhe demonstre amor e bondade. Essas situações ainda serão difíceis para ela, mas sentir-se menos sozinha pode significar muito.
15. Não há problema em falar de outros assuntos. Estar com alguém não significa que você precise se concentrar o tempo todo nos problemas dessa pessoa. A distração pode ser um alívio bem-vindo, que talvez ela tenha dificuldade de conseguir quando está sozinha.
16. Não tenha expectativas sobre a cura ou a recuperação do outro, porque ela nunca é tranquila e linear. Haverá dias bons e dias ruins.

Estar cercada por pessoas queridas, que aceitem esses altos e baixos ao longo dos anos, ajuda a pessoa a fazer o mesmo.
17. Seja franco. Se você quer dar apoio, mas não sabe ao certo como fazê-lo, diga isso em voz alta. Peça à pessoa para lhe informar se você está dizendo ou fazendo algo inútil. Essa franqueza permite que todos se sintam menos ansiosos e mais verdadeiramente ligados, por saberem que a situação está funcionando para ambos.

Resumo do capítulo

- É normal nos sentirmos sobrecarregados ou insuficientes quando damos apoio a alguém que enfrenta problemas com a saúde mental. Você quer consertar as coisas, mas não sabe como.
- Aproximar-se para apoiar alguém que está sofrendo pode ser estressante, pois você não quer dizer coisas erradas, mas não evite essa pessoa.
- Você não tem que consertar tudo para ser um grande apoio.
- Cuide de si para prevenir o esgotamento. Obtenha apoio e estabeleça limites claros.
- Nunca subestime o poder da escuta.

PARTE 4
Sobre o luto

CAPÍTULO 14

Compreendendo o luto

É comum associarmos o luto à morte de um ente querido, mas também podemos ficar de luto em outras ocasiões. Os términos que nos são significativos podem desencadear uma reação de luto – mesmo que não tenham sido causados pela morte.

Batalhamos para atravessar uma pandemia que modificou nossas vidas. No caminho, perdemos amigos, parentes, nosso sustento, empregos, empresas familiares construídas ao longo de gerações. Perdemos segurança financeira, os instantes finais com entes queridos e um tempo precioso para abraçá-los e estar junto deles. Perdemos a sensação de certeza sobre o que o futuro nos reserva e o acesso ao apoio social que nos ajudaria a enfrentar isso. As perdas profundas vivenciadas por inúmeras pessoas modificaram o mundo e deixaram consequências psicológicas carregadas de luto.

Para quem vivencia os efeitos de uma perda, eis alguns pontos a lembrar.

O luto é normal

Conheci inúmeras pessoas que achavam estar fracassando na vida por terem dificuldade para lidar com o luto. Formulavam péssimos julgamentos sobre a sua força interior, como se o luto fosse uma doença ou um problema que elas deveriam ter resolvido. O luto é uma parte normal da experiência humana; é um processo que é necessário atravessar quando vivenciamos a perda de alguém ou de algo que amávamos, ou de que precisávamos, com que nos sentíamos ligados e que tinha significado na nossa vida.

A tristeza pode fazer parte do luto, porém há nele muito mais do que tristeza. Pode haver uma profunda saudade da pessoa que se foi. Os relacionamentos estão no cerne do que significa sermos humanos. Entre as pessoas que conheci até hoje na minha carreira, as ligações humanas são os aspectos mais relevantes na vida de cada uma delas. Quando acaba um relacionamento, a necessidade dessa ligação não desaparece.

O corpo também fica enlutado. Como explicamos nos capítulos anteriores, tudo o que pensamos e sentimos acontece no corpo. O luto não é diferente. A perda de um ente querido é uma enorme ameaça psicológica e física. A dor pode ser física e emocional. A reação de estresse é repetidamente desencadeada.

Ao falarmos de estratégias que nos ajudam a atravessar o luto, quero deixar claro o que significa ajudar. Essas estratégias não fazem a dor desaparecer, não nos levam a esquecer nem nos obrigam a deixar para lá. A ajuda pode ser tão simples quanto descobrir que a montanha-russa de emoções que sentimos é normal. Pode consistir em descobrirmos novas maneiras de ficar com a dor e processá-la de forma sadia e segura.

O luto pode trazer uma sensação intolerável. É perfeitamente compreensível que nossa reação humana mais natural a isso seja bloqueá-lo. A dor é tão intensa e vasta que apavora. Assim, nós nos afastamos quando isso é possível. No entanto, quando bloqueamos uma emoção, tendemos a bloquear todas. Como resultado, podemos nos sentir vazios, entorpecidos e com dificuldade de encontrar novos sentidos e de seguir a vida como fazíamos antes.

Quando achamos um meio para jogar tudo embaixo do tapete – mantendo-nos extremamente atarefados, entorpecendo-nos com álcool ou com a negação do que aconteceu –, é possível que tenhamos a impressão de que estamos bem. Mas então algo bem pequeno, aparentemente insignificante, arranca o disfarce, e esse mundo de dor explode deixando-nos em choque, sem saber se somos capazes de enfrentar a situação.

O luto não resolvido está associado à depressão, à propensão ao suicídio e ao uso abusivo de bebidas alcoólicas (Zisook & Lyons, 1990). Portanto, negar nosso luto e afastá-lo passa a impressão de ser uma autopreservação, mas, a longo prazo, pode ser o inverso.

É muito fácil dizer tudo isso, mas como é difícil experimentá-lo na prática! Quando bloqueamos a dor, é por uma boa razão. Um oceano de luto, profundo e vasto, parece grande demais, excessivo, interminável. Como é possível enfrentar algo assim? Podemos começar por entender o processo. Também podemos descobrir o que nos ajuda a atravessar essa experiência. Depois, tratamos de lidar com uma experiência de cada vez. Damos alguns passos em direção ao oceano de luto. Sentimos esse oceano. Respiramos. Recuamos um passo e descansamos por um momento. Com o tempo, aprendemos a dar mais passos, a ir mais fundo, a mergulhar, sabendo que poderemos voltar à tona em segurança. Sentir o luto não o faz desaparecer, mas desenvolvemos nossa força ao saber que podemos senti-lo e, ainda assim, voltar para lidar com a vida tal como é hoje.

Resumo do capítulo

- Os términos significativos podem desencadear uma reação de luto, mesmo que não tenham sido causados pela morte.
- O luto é uma parte normal e natural de sermos humanos.
- A dor pode ser emocional e física.
- As estratégias que nos ajudam não fazem a dor desaparecer nem nos obrigam a deixar para lá.
- Tentar bloquear completamente o nosso luto pode levar a problemas mais adiante.

CAPÍTULO 15

As etapas do luto

É possível que você já tenha ouvido falar nas etapas do luto, tais como originalmente descritas por Elisabeth Kübler-Ross (1969). Desde então, estabeleceu-se que elas não são vivenciadas em estágios e não acontecem em nenhuma ordem particular nem em um período de tempo específico. Mas realmente descrevem algumas das experiências mais comuns que podem fazer parte do luto normal e saudável. É importante lembrar que elas não constituem uma receita de como se *deve* viver o luto. Não são um manual do melhor tipo de luto; são descrições de experiências que você pode notar pelo caminho. Portanto, se reconhecer uma delas na sua experiência pessoal ou em uma pessoa querida, saiba que elas fazem parte do luto sadio e normal.

Negação

A negação e o choque podem nos ajudar a sobreviver à dor avassaladora do luto, e isso não significa negarmos que ele esteja acontecendo. Pode haver, no entanto, uma absorção gradual de como acolhemos a situação enfrentada e a nova realidade que nos espera, querendo ou não. Com o tempo, a negação começa a desaparecer, e isso permite que novas ondas de emoção venham à tona.

Raiva

Por trás da raiva, há quase sempre uma dor ou um medo intenso. Quando nos deixamos realmente sentir essa raiva e a expressamos, podemos trazer essas outras emoções à tona e elaborá-las. No entanto, muita gente foi ensinada a ter medo da raiva e vergonha de expressá-la. Por isso, nós a mantemos abaixo da superfície. Só que, tal como prender o ar embaixo d'água, ela não tarda a fazer bolhas em outra hora ou lugar – em uma explosão que parece atípica, com um amigo, um médico ou um membro da família.

A raiva se faz presente para que nos movimentemos e façamos algo acontecer. Quando sentimos raiva de algo que não podemos controlar, fazer atividade física ajuda-nos a empregar essa excitação fisiológica do modo como ela foi destinada a ser usada. Desabafar dessa maneira pode ser útil para consumir a energia gerada pela raiva e nos levar de volta à linha basal, pelo menos por algum tempo. Depois que o corpo se acalma, a pessoa se torna mais capaz de acessar a função cognitiva necessária para esclarecer seus pensamentos e sentimentos, ou qualquer ato de resolução de problemas a ser praticado. Pode ser útil fazer isso com um amigo de confiança ou uma pessoa querida, que seja capaz de apoiar você; há também a opção de recorrer à escrita. Graças às pesquisas, sabemos que a ruminação solitária de sentimentos raivosos pode intensificar a raiva e a agressão, em vez de reduzi-las (Bushman, 2002).

Tentar fazer algum exercício de relaxamento profundo, antes de usar a ação física para atravessar a raiva e baixar novamente o seu nível de agitação, pode ser difícil demais. No entanto, depois que você a expressa da maneira que mais lhe convém, o relaxamento orientado pode ajudar a revigorar o corpo e a mente até que surja a próxima onda de raiva.

Barganha

Talvez a barganha ocorra em momentos fugazes. Ela também pode representar horas ou dias passados ruminando ideias do tipo "e se...", ou "se pelo menos...". Isso pode levar facilmente à autorrecriminação. Começamos a nos perguntar o que poderia ter sido diferente se tivéssemos feito outras escolhas em determinadas ocasiões. Podemos começar a negociar com Deus ou com o Universo. Ou talvez prometamos agir de outra maneira de agora em diante e dedicar a vida a melhorar as coisas de algum modo, tentando desesperadamente fazer tudo voltar a ficar bem na nossa cabeça. Só queremos que tudo volte ao seu lugar.

Depressão

A palavra "depressão" é usada aqui para descrever a perda profunda, a tristeza e o vazio intensos que acompanham a morte de um ente querido. Essa é uma reação normal à perda e não indica, necessariamente, um transtorno mental. A depressão é uma resposta normal a uma situação deprimente. Às vezes as pessoas à nossa volta podem assustar-se com essa reação e, naturalmente, querer corrigi-la ou curá-la, ou, o que é pior, querer que você pare de se sentir assim.

Mas reconhecer a depressão como uma parte normal do luto sadio significa que podemos tentar nos reconfortar dessa dor e trabalhar com afinco para reatar a vida normal e cuidar do nosso bem-estar, tanto quanto possível. As ideias e ferramentas descritas na parte 1 continuam a se aplicar aqui. Mas também não precisamos negar a dor, empurrá-la para baixo do tapete nem escondê-la, como explicarei mais adiante.

Aceitação

Quando damos ao luto o tempo e o espaço de que ele necessita, começamos a nos sentir mais aptos a seguir adiante e a tornar a desempenhar um papel ativo na vida. A aceitação pode ser confundida com uma concordância ou um gosto pela situação. Isso não é verdade. Na aceitação, a nova realidade continua a não ser boa, continua a não ser como gostaríamos. Mas começamos a absorver a nova realidade, a dar ouvidos a nossas necessidades, a acolher novas experiências e a estabelecer ligações.

Também é importante assinalar que a aceitação não é o ponto final do luto. Ela pode consistir em momentos fugazes em que você encontra um modo de viver nessa nova realidade. Talvez haja outros momentos em que você volte à barganha e à saudade daquela pessoa. Oscilar entre esses estados é normal, faz parte do processo, quando você enfrenta todos os novos desafios e experiências da sua vida. Ou seja, se você começou a encontrar novos momentos de satisfação ou alegria em que as coisas parecem estar correndo bem, e então se descobre inundado por uma onda de raiva ou tristeza (ou qualquer outra coisa), isso não quer dizer que tenha retrocedido. Você não está vivendo o luto da forma "errada". O luto vem em ondas que nem sempre podemos prever.

> ### Resumo do capítulo
>
> - A negação pode nos ajudar a sobreviver à dor avassaladora do luto. À medida que ela se extingue, isso permite que novas ondas de emoção venham à tona.
> - Quando sentimos raiva de alguma coisa que não podemos controlar, a atividade física ajuda-nos a empregar a excitação fisiológica e a acalmar novamente o corpo por algum tempo.
> - Ruminar sobre os "e se..." pode levar facilmente à autorrecriminação.
> - A depressão é uma reação normal depois de uma perda.
> - Aceitação não é o mesmo que gostar da situação ou concordar com ela.

CAPÍTULO 16

As tarefas do luto

Então, como começar a elaborar essa experiência intensa, confusa e geralmente caótica a que chamamos luto?
William Worden (2011) descreveu o que julgou serem as quatro tarefas do luto:

1. Encontrar alguma aceitação na nova realidade, depois da perda.
2. Elaborar a dor da perda.
3. Adaptar-se a um novo contexto, no qual o ente querido já não está presente.
4. Encontrar um modo de manter a ligação com ele de uma nova maneira, ao mesmo tempo participando da vida como ela é agora.

Após uma perda, as pessoas lidam de maneiras diferentes com o luto. Enquanto algumas são orientadas a sentir a dor e as emoções que surgem, outras se concentram em tentar ao máximo distrair-se das emoções avassaladoras. Nenhuma dessas posturas é errada. Na verdade, precisamos de ambas. Não podemos elaborar o luto de uma só vez e sentir toda essa dor afetiva sem descanso. Mas não podemos elaborar o luto sem dar a nós mesmos o espaço para senti-lo. Portanto, o trabalho se torna um processo de movimentação entre o sentimento de dor e o revigoramento do corpo e da mente, por meio de algo que distraia ou reconforte e que permita um intervalo entre as ondas de emoção (Stroebe & Schut, 1999).
Assim, gastar tempo com as emoções que surgem (quer você tenha

escolhido se aproximar delas, abrindo uma caixa de lembranças ou visitando um memorial, quer a emoção tenha surgido sem nenhuma escolha) é uma parte necessária desse processo. Isso permite que os sentimentos emerjam e se expressem através da fala, da escrita ou do choro. Quando você sente que precisa dar um passo atrás, convém fazer algo que torne a reduzir a reação de estresse. Usar as habilidades de autoconsolação descritas na parte 3 pode ser útil (ver página 97), especialmente quando a dor é esmagadora. As técnicas de *grounding* (estratégias de contato com a realidade imediata) também podem ser úteis aqui, mas não há prescrições fixas, uma vez que cada indivíduo, cada relacionamento e, portanto, cada processo de luto é único. A chave está em encontrar algo seguro que nos permita algum tempo para nos recompormos, ainda que seja breve.

Um dos problemas de "tentar seguir adiante" sem que nos permitamos focar a perda em nenhum momento é que isso pode consumir um esforço interminável, do qual não há descanso. Precisaríamos nos manter atarefados, por medo de ficarmos inconsoláveis se nos concedêssemos uma pausa. E então nos paralisamos. Não conseguimos descansar porque o trabalho de manter a dor afastada é constante. Quando a dor é imensa, as medidas que tomamos para reprimi-la e mantê-la abaixo da superfície podem prejudicar a nós mesmos e a nossos relacionamentos. Quando você se desliga de uma emoção, desliga-se de todas.

Sinta o que houver para sentir

Quando você está de luto, é normal sentir de tudo. É normal sentir desespero. É normal sentir raiva. É normal sentir-se confuso. Também é normal sentir alegria. É normal sorrir, se o momento levar a isso. É normal aproveitar o sol quente no rosto por um momento, ou rir da piada de alguém. Tudo isso está certo. É normal sentir-se culpado quando começa a aproveitar a vida novamente, mas permitir-se pequenos momentos de alegria é tão importante para o processo do luto quanto aceitar a dor. Com o tempo, aprendemos a participar da vida e reconhecemos que isso não significa esquecer. O amor e a ligação continuam.

Pequenos passos todos os dias

Não subestime o poder dos mais ínfimos passos. Se levantar-se e lavar o rosto todos os dias for uma batalha, torne lavar o rosto todas as manhãs a sua meta do momento. Enfrente cada situação a partir de onde você se encontra e empurre-a até ela se mexer.

Sem expectativas

As expectativas sobre como você deve se sentir, como deve se portar e com que rapidez deve ficar bem só dificultam o luto. Muitas dessas expectativas vêm de historicamente lidarmos com o luto como um tabu. Graças a alguns pioneiros nessa área de pesquisa, temos agora uma compreensão muito melhor do processo de luto e de como podemos atravessá-lo. As expectativas levam as pessoas à falsa convicção de estarem enlouquecendo, fazendo tudo errado e de serem fracas e sozinhas. Na realidade, todos os sentimentos, os altos e baixos, são uma parte normal do processo. Não conversarmos sobre o luto leva-nos a ficar apreensivos quanto a estarmos ou não fazendo as coisas corretamente. O oposto disso, e uma abordagem muito mais útil, é a pessoa cultivar uma ligação compassiva consigo mesma e com os outros, uma ligação que lhe permita expressar seus sentimentos em uma situação segura.

Expressão

Expressar o que sentimos nem sempre é fácil. Alguns sentem vontade de falar. Outros se fecham e não conseguem encontrar palavras. Se você quiser falar, encontre alguém em quem confie e desabafe. Se tiver o medo natural de ser um fardo para a outra pessoa, ou de incomodá-la, diga-lhe isso. Um bom amigo lhe dirá se é capaz de lidar com a questão.

Se você não puder falar, escreva. Do jeito que lhe vierem as palavras. O ato de pôr esses pensamentos e sentimentos no papel pode ajudar a desvendar parte do que está acontecendo na sua mente e no seu corpo.

É processando esses sentimentos dolorosos que se faz o trabalho de elaboração do luto.

Algumas pessoas encontram meios de se expressar através da pintura, da música, do movimento, da poesia. Tudo o que oferece uma via segura para você liberar e expressar essa emoção bruta merece tempo e espaço. Se você não sabe ao certo por onde começar, comece por qualquer coisa que lhe venha naturalmente. Comece por aquilo que tiver ajudado no passado. Ou comece por algo pela simples curiosidade de saber como seria tentar.

Se você não tem um terapeuta que estabeleça limites para você, faça isso por conta própria para garantir a sua entrada e a sua saída da emoção. Há hora de sentir e hora de bloquear; hora de se voltar para a emoção e hora de se desviar dela para descansar a mente e o corpo. Portanto, se você pretende passar um tempo liberando e expressando essa emoção, tenha essas redes de segurança para voltar com mais facilidade.

Recordar e continuar a viver

Quando a lembrança de alguém é dolorosa e quando viver o presente sem essa pessoa também traz muita dor, as duas experiências podem dar a impressão de estarem em conflito. As exigências da vida continuam a surgir, e uma simples lembrança é capaz de derrubar você.

Talvez uma das coisas que se modificam com o luto, ao longo do tempo, seja unir esses dois aspectos. Ou descobrir, por meio de tentativas, um modo que permita essa coexistência – a necessidade de participar da vida e a necessidade de rememorar e permanecer ligado à pessoa que se perdeu. Isso pode consistir em reservar tempo para momentos que celebrem a vida dessa pessoa e fazer rituais que ajudem você a manter sua relação com ela, ao mesmo tempo fazendo escolhas deliberadas, dia após dia, para viver de um modo que honre o passado e o futuro.

A elaboração do luto parece consistir em entrarmos na sua dor, deixarmos que ela nos perpasse, consolarmos e apoiarmos a nós mesmos enquanto ela se instala, e tornarmos a sair dela e entrarmos na vida como é agora, encontrando maneiras de repousar e de alimentar o corpo e a mente enquanto o luto se estingue (Samuel, 2017).

Crescer em volta da ferida

A ferida que resta após uma perda não é algo a ser corrigido nem curado. Não queremos esquecer a pessoa que se foi; queremos lembrá-la e continuar a sentir nossa ligação com ela. Por isso a ferida não diminui nem desaparece. Permanece enquanto trabalhamos com afinco para construir a vida em volta dela (Rando, 1993). Esse é um conceito que muitas pessoas acham útil na terapia. A pessoa é tão importante para você quanto sempre foi, de modo que a dor de perdê-la continua, mas encontramos um modo de reconhecer a vida dela enquanto começamos a crescer e a criar uma vida dotada de sentido e propósito ao lado desse luto.

Encontramos maneiras de lembrar, celebrar e sentir a nossa ligação com essa pessoa, e de continuar a viver. Aprendemos que dor e alegria, desespero e sentido, fazem parte da vida. Aprendemos que somos capazes de sobreviver; aprendemos a conhecer as profundezas das quais somos capazes de sair e, a partir daí, seguimos em frente.

Quando buscar ajuda profissional

Procurar um orientador ou um terapeuta não significa que você esteja lidando equivocadamente com a questão do luto. Precisamos de apoio para atravessar a dor do luto, mas nem todos dispõem de alguém em quem confiar ou com quem queiram falar abertamente. O consultório terapêutico pode se tornar um santuário, um espaço seguro para liberar as emoções cruas com alguém que foi treinado para sentar firmemente ao seu lado na travessia desse processo. O terapeuta pode ajudar você a dar sentido às coisas, a usar habilidades que o ajudem a enfrentar o processo com segurança, a entender melhor o luto, e vai escutá-lo de um modo como nunca ninguém o escutou, sem formular juízos, dar conselhos nem fazer tentativas de minimizar e consertar as coisas para você. O terapeuta sabe que o trabalho do luto passa pela dor, e a tarefa dele é atravessá-la com você e lhe oferecer orientação quando você precisar.

Resumo do capítulo

- O luto requer que elaboremos a dor.
- É preciso tempo para a pessoa se adaptar a uma vida em que falta o ente querido.
- É preciso encontrar um modo de manter viva essa ligação com o ente querido sem a sua presença física.
- A aceitação da nova realidade significa que podemos continuar a fazer as coisas que nos são importantes.
- Sinta você o que sentir, é normal sentir isso.
- Não subestime os pequenos passos e o progresso paulatino.

CAPÍTULO 17

Os pilares de força

Julia Samuel (2017), psicoterapeuta do luto, descreveu as principais estruturas que nos sustentam na reconstrução da nossa vida após a perda de um ente querido. Ela as chama de "pilares de força" porque são construídos com trabalho e persistência. Ao alimentar cada uma delas, ganhamos uma estrutura estável para nos ajudar na travessia. Os pilares de força estão listados a seguir.

1. Relação com a pessoa que morreu

Quando perdemos uma pessoa amada, a nossa relação com ela e o nosso amor não acabam. A adaptação à perda envolve encontrar novas maneiras de nos sentirmos próximos de quem partiu. Por exemplo, visitar um lugar especial, anteriormente compartilhado, ou passar algum tempo junto a uma sepultura ou memorial.

2. Relação consigo mesmo

Todas as outras partes deste livro abordam a autoconsciência, e a elaboração do luto requer a mesma coisa. Para compreender nossos mecanismos de enfrentamento, encontrar modos de obter apoio e cuidar da nossa saúde e do nosso bem-estar ao longo de todo o luto, devemos dar ouvidos a nossas necessidades da melhor maneira possível.

3. Expressão do luto

Não existe maneira correta de expressar o luto. Se você preferir fazê-lo por meio de uma reflexão silenciosa, de homenagens ou da conversa com amigos, o ato de se deixar sentir o que vier e de expressar esses sentimentos contribuirá para o processo natural. Quando as emoções forem especialmente opressivas, você poderá buscar ajuda nas habilidades apresentadas na parte 3 (ver página 90).

4. Tempo

Criar expectativa sobre o tempo de que você deve precisar para elaborar o luto é algo que só dificultará o processo. Quando tudo é avassalador, é melhor focalizar apenas um dia de cada vez até você se sentir suficientemente forte para ter uma visão mais ampla do futuro. Pressionar-se a para se sentir de certo modo em um prazo determinado só faz aumentar a dor e o sofrimento.

5. Mente e corpo

Como descrito na parte 1, nosso estado físico, nossas emoções, pensamentos e atos são como as hastes de um cesto de vime (ver página 22). Não se pode mudar uma delas sem influenciar as demais. Isso torna ainda mais importante cuidar de todos esses aspectos da nossa experiência. Os exercícios regulares, a boa alimentação e a garantia de mantermos algum contato social ajudarão, todos eles, a fortalecer a nossa saúde mental quando mais precisamos dela.

6. Limites

Quando as pessoas queridas à nossa volta nos enchem de conselhos sobre como devemos lidar com a situação e quando devemos voltar à vida cotidiana, torna-se essencial recordar a nossa capacidade de estabelecer limites. Quando estamos desenvolvendo a autoconsciência e escutando as nossas próprias necessidades, às vezes precisamos impor limites e mantê-los, a fim de fazer aquilo que é do nosso interesse.

7. Estrutura

Em capítulos anteriores, falei da necessidade humana de equilíbrio entre previsibilidade e aventura, estrutura e flexibilidade. Quando a nossa saúde mental torna-se vulnerável após uma perda, é sensato oferecer um grau de flexibilidade que permita o luto, ao mesmo tempo mantendo algum nível de estrutura e rotina que ajude a prevenir a deterioração da saúde mental por falta de comportamentos saudáveis, como o exercício físico e o contato social.

8. Concentração

Quando não há palavras suficientes para descrever as sensações que experimentamos, concentrar a atenção na simples observação do nosso mundo interno, bem como na visualização dessas sensações no corpo, pode ajudar a desenvolver a consciência de nossas próprias alterações emocionais e de nosso estado físico.

Resumo do capítulo

- Podemos reconstruir a vida após a morte de um ente querido com tempo, trabalho e persistência.
- Crie novas maneiras de se sentir perto de seu ente querido, como em um lugar especial ou em um memorial.
- Escute as suas próprias necessidades o máximo que puder ao longo do trajeto.
- Não existe maneira correta de expressar o luto.
- Abandone qualquer expectativa de delimitar o tempo que você deverá gastar com o luto.

PARTE 5

Sobre duvidar de si

CAPÍTULO 18

Como lidar com as críticas e desaprovações

A crítica e a desaprovação são coisas que todos temos de enfrentar em algum momento. Mas, na verdade, ninguém jamais nos ensina a lidar com elas de um modo que permita que essa visão do outro melhore a nossa vida, em vez de destruir a nossa autoestima.

Até mesmo a antecipação de uma crítica ou de uma reprovação pode ser o suficiente para bloquear nossa capacidade de lutar pelas coisas que mais nos importam. Por isso, não dispor de habilidades para lidar com a crítica ou a desaprovação de maneira saudável pode custar caro.

Pois bem, o objetivo deste capítulo não é lhe dizer que simplesmente pare de se importar com o que os outros pensam de você, visto que, na verdade, fomos feitos para nos importar com a maneira como somos percebidos pelos que nos cercam. A crítica pode ser um sinal de que, de alguma forma, não ficamos à altura das expectativas, e às vezes (mas nem sempre) ela pode sinalizar um risco de rejeição ou abandono. Por isso, receber críticas desencadeia naturalmente nossa reação de estresse. Essa reação nos coloca de prontidão, a postos para fazer algo a esse respeito. Para nossos antepassados, a rejeição da comunidade era uma grave ameaça à sobrevivência. Hoje em dia as coisas são diferentes em alguns aspectos, mas semelhantes em outros. A rejeição e a solidão continuam a ser uma grande ameaça à nossa saúde, e o cérebro continua a executar sua tarefa de tentar nos manter seguros no grupo.

Além de simplesmente nos manter seguros, a nossa capacidade de imaginar o que os outros podem pensar de nós é uma habilidade fundamental que nos ajuda a funcionar nos grupos sociais em que vivemos. Desenvolvemos o nosso senso de identidade não apenas a partir da nossa experiência pessoal e de como interagimos com os outros, mas também a partir do que imaginamos que essas outras pessoas realmente pensam de nós, das ideias e percepções que elas talvez tenham a nosso respeito. Isso é chamado de "eu do espelho" (Cooley, 1902). Faz sentido, portanto, que aquilo que acredito que você pensa de mim influencie o que farei a seguir.

Por isso, quando tentamos dizer a nós mesmos para parar de dar importância ao que os outros pensam, o resultado é, no máximo, um estímulo momentâneo, cujo impacto costuma ser breve.

Compulsão de agradar

A compulsão de agradar é mais do que apenas ser gentil com as pessoas – qualquer um recomendaria que sejamos gentis. Mas a compulsão de agradar é um padrão de comportamento em que o indivíduo coloca sistematicamente os outros acima dele, inclusive em detrimento da sua saúde e do seu bem-estar. Isso pode nos deixar com a sensação de sermos incapazes de expressar nossas necessidades, nossas preferências e antipatias, e incapazes de estabelecer limites ou até de nos mantermos em segurança. Dizemos sim quando, na verdade, queremos e precisamos dizer não. Ficamos ressentidos por tirarem proveito de nós, mas não conseguimos modificar isso. E o medo da desaprovação nunca desaparece porque há sempre a possibilidade de pisarmos na bola, fazermos uma escolha errada e desagradarmos alguém – mesmo que essa pessoa seja alguém de quem não gostamos, ou com quem não convivemos.

Embora seja natural darmos importância à aprovação de nossos pares, a compulsão de agradar eleva isso a outro nível. Quando crescemos em um ambiente em que não é seguro discordar ou expressar a diferença, no qual a desaprovação se expressa com raiva ou desdém, aprendemos desde pequenos a sobreviver nessas circunstâncias. Manter outras pessoas contentes transforma-se em uma habilidade de sobrevivência que cultivamos e aprimoramos ao longo de toda a infância. Só mais tarde, quando adultos, é que esses padrões comportamentais se tornam prejudiciais aos nossos relacionamentos. Criticamos cada gesto nosso, sempre tentando descobrir, hesitantemente, o que os outros esperam de nós. Isso pode até mesmo nos impedir de estabelecer novas ligações, por fugirmos das interações quando não há garantia de que a outra pessoa retribua o nosso afeto.

Levar uma vida agradando compulsivamente as pessoas é ainda mais complicado pelo fato de que os outros nem sempre expressam sua desaprovação por meio de críticas. Podemos temer a reprovação e nos sentir reprovados mesmo sem que a outra pessoa diga uma palavra sequer. Quando não temos essas informações, a nossa mente começa a preencher as lacunas por nós. O *efeito berlinda* foi originalmente nomeado por Thomas Gilovich e Kenneth Savistky (2000) para descrever a tendência dos seres humanos a superestimar o quanto as outras pessoas voltam o foco para eles. Cada pessoa se encontra no centro da sua própria berlinda de atenção e tende a imaginar que os outros também estão com o foco voltado para ela, quando, na realidade, o foco de todos os indivíduos costuma estar voltado para eles mesmos. Assim, é frequente supormos que os outros nos estão julgando negativamente, ou nos estão desaprovando, quando talvez eles nem sequer estejam pensando em nós.

Quem se sente ansioso no convívio social tende a se preocupar mais com como é percebido pelos que o cercam (Clark & Wells, 1995). Mas os que se sentem mais confiantes tendem a direcionar seu foco de atenção para fora, a começar por um interesse em relação às outras pessoas.

Portanto, quando temos o cérebro programado para dar grande importância ao que os outros pensam, ou quando observamos em nós a tendência à compulsão de agradar, como conviver com isso? Como garantir que tenhamos relações significativas, mas sem cairmos na armadilha das inquietações constantes a respeito da reprovação e do julgamento? E como podemos nos resgatar quando a reprovação de outra pessoa nos impede de viver em consonância com o que nos é importante?

Estratégias para lidar com a crítica:

- Desenvolver a capacidade de tolerar as críticas que possam ser úteis e usá-las em nosso benefício, mantendo o senso de amor-próprio.

- Estar dispostos a aprender com as respostas negativas que possam nos ajudar a progredir.
- Aprender a deixar de lado as críticas que reflitam os valores de outra pessoa e não os nossos.
- Saber com clareza quais opiniões são mais importantes para nós e por qual motivo, a fim de que se torne mais fácil decidir quando refletir e aprender e quando deixar de lado e seguir em frente.

Compreenda as pessoas

A maioria das pessoas altamente críticas a respeito das outras tende a ser altamente crítica também em relação a si própria. Isso pode refletir o modo como elas aprenderam a falar consigo mesmas e com todas as outras pessoas. Elas criticam porque isso é o que sabem fazer, e não necessariamente como um reflexo do valor de alguém como ser humano, especialmente quando se trata de um ataque muito pessoal ao caráter do outro, em vez de uma crítica construtiva.

Como seres humanos, também tendemos a ter um pensamento egocêntrico, que pode nos levar a querer que as outras pessoas vivam de acordo com os mesmos valores e obedeçam às mesmas regras que estabelecemos para nós. Isso significa que a crítica pode se basear, muitas vezes, na visão de mundo daquele que critica, desconsiderando o fato de que todos temos experiências de vida, valores e personalidades diferentes.

Compreender que as pessoas tendem a criticar as outras com base em suas próprias regras de vida é útil, especialmente para quem exibe uma tendência à compulsão de agradar. Queremos a aprovação de todos, mas, se cada pessoa é única em suas ideias e opiniões, simplesmente não há como agradar todo mundo o tempo todo. Quando temos uma relação profunda com alguém, tendemos a valorizar mais as suas opiniões (o que pode tornar a sua crítica mais dolorosa), porém também podemos ter discernimento para compreender mais claramente o que está por trás da reprovação.

O contexto é tudo, mas nem sempre temos acesso a ele. Quando não dispomos do contexto, é muito mais difícil ver a crítica pelo que ela é – a ideia de uma pessoa, mesclada com suas experiências pessoais. O instinto natural é entender a crítica como uma afirmação factual, que diz algo sobre quem somos, e começar a questionar nosso próprio valor.

Alimente a autoestima

Nem toda crítica é ruim. Quando a resposta do outro se concentra em um comportamento específico, tendemos a sentir culpa, o que nos impele a corrigir nossos erros para restaurar o relacionamento. Quando a crítica ataca a nossa personalidade, o nosso senso de valor pessoal, tendemos a vivenciar isso sob a forma da vergonha.

A vergonha é intensamente dolorosa e pode mesclar-se com outros sentimentos, como raiva ou repulsa. Ela é diferente do constrangimento, que é menos intenso e tende a ser sentido em público. A vergonha é muito mais atroz. Ficamos impossibilitados de falar, de pensar com clareza ou de fazer seja o que for. Temos vontade de sumir e de nos esconder. É difícil nos recuperarmos até mesmo da intensidade da reação física provocada por ela.

A vergonha desencadeia de tal modo o nosso sistema de ameaça, que é como se alguém riscasse um fósforo para acender todas as nossas outras emoções. Assim, temos uma descarga de raiva, medo ou repulsa que a acompanha. Depois vem a autoagressão, como uma tropa de soldados morro acima, carregados de autocríticas, autodepreciação e culpa. Diante desse tipo de ataque, o instinto é repelir tudo. Mas a vergonha não é fácil de ignorar. E, assim, passamos aos comportamentos de vício, que são mais convidativos e oferecem alívio imediato.

A recuperação da vergonha é algo que podemos aprender, mas é uma prática para a vida inteira. Desenvolver a capacidade de recuperar-se da vergonha não significa que você nunca mais venha a senti-la. Ao contrário, significa que aprendemos a sacudir a poeira e a levantar de novo.

Poder experimentar a vergonha e sair dela, sem perder a autoestima, envolve:

- Identificar o que desencadeia a vergonha. Há certos aspectos da nossa vida e certas coisas que fazemos que consideramos parte de quem somos. Pode ser algo relacionado à criação dos filhos, à aparência física ou à criatividade. Tudo o que ligamos ao amor-próprio pode dar origem à vergonha. Para desenvolver e sustentar um sentimento de autoestima, precisamos compreender que o nosso valor como ser humano não depende de levarmos uma vida isenta de erros.

- Verificar se as críticas e os julgamentos refletem a realidade. Quer venham de outra pessoa, quer de dentro da nossa cabeça, os juízos e opiniões não são fatos. Eles são narrativas e histórias que podem mudar significativamente a nossa experiência do mundo. Por isso, cuidar do amor-próprio envolve tirar da equação os xingamentos e ataques pessoais e focalizar os comportamentos concretos específicos e suas consequências. Convém lembrar que ser imperfeito, cometer erros ou fracassar faz parte de sermos humanos. Ficar em paz com a própria falibilidade significa que, quando você fracassa, não precisa se sentir sem valor; pode usar cada experiência em seu benefício, aprendendo com ela.

- Atentar para o que você diz. As críticas sempre machucam um pouco; isso é o nosso cérebro fazendo o melhor possível para nos manter a salvo. Não existe antídoto que faça tudo ficar bem para todo o sempre; não temos como criar uma armadura que nos proteja em definitivo de todas as críticas. De que serve uma armadura, afinal, quando o pior crítico está dentro da nossa cabeça? Um comentário ou uma crítica ríspida pode nos deixar sem fôlego. E aí, naturalmente, passamos as cinco horas seguintes repetindo aquilo tudo na nossa cabeça. O cérebro quer prestar atenção porque isso é uma ameaça. Mas, a cada vez que você repassa mentalmente a experiência, a reação de estresse volta a ser desencadeada. Assim, um soco no estômago pode ter o peso de centenas de socos no estômago. O tempo que gastamos pensando em uma crítica útil, que contribua para o trabalho que fazemos no mundo, é um tempo bem gasto. Ruminar e revolver um comentário desagradável, sem a menor ideia de como ele pode nos ajudar, é apenas uma continuação do ataque a nós mesmos.

- Tratar a si mesmo da maneira correta depois de uma crítica. Isso é vital se você quiser ter a capacidade de atravessar a vergonha e sair dela. Quando estamos envergonhados, podemos nos levar à autodepreciação e nos convencer de que é necessário continuarmos o ataque. A ideia de nos tratar com respeito e compaixão parece imerecida e indulgente, como se isso equivalesse a livrar a própria cara e a não querer fazer melhor da próxima vez. Na realidade, porém, se você quer ser a pessoa que o ajuda a se levantar do chão, você precisa parar de bater em si mesmo. A chave para usar todas as críticas em benefício próprio é proteger a si mesmo, tendo autocompaixão suficiente para ser capaz de ouvir as críticas e decidir qual delas vai aceitar e usar em proveito próprio como uma experiência de aprendizagem, e quais vozes não oferecem nada senão golpes na autoestima e uma confiança destroçada.

- Falar da própria vergonha. Procure alguém em quem confie e se abra com essa pessoa. Os segredos, o silêncio e os juízos intensificam a vergonha. Compartilhar a sua experiência com alguém que reaja com empatia ajuda a deixar a vergonha para lá e seguir adiante.

Compreenda a si mesmo

Levar a vida que você quer diante das críticas significa saber com clareza:

- Quais são as opiniões que realmente importam para você e por quê. De quem são as opiniões que mais lhe importam? Dizer "não me importo com o que ninguém pensa" raramente é verdade e esconde um monte de inseguranças. Essa postura nos impede de criar vínculos significativos com outras pessoas porque barra qualquer via de comunicação em que ambas as vozes sejam importantes. Mas a lista daqueles cujas opiniões realmente importam precisa ser pequena. Vale também assinalar que reconhecer quem é importante não significa que seja responsabilidade sua agradar essa pessoa; significa apenas que você se dispõe a ouvir as opiniões dela, mesmo quando não são lisonjeiras, por saber que tendem a ser francas e benéficas, razão por que têm toda a probabilidade de ser úteis.
- Por que você faz o que faz. A única pessoa de cuja aprovação você mais precisa é você. Quando nosso modo de viver está em desacordo

com nossos valores e com o que mais nos importa, a vida deixa de parecer significativa ou satisfatória. Compreender o tipo de pessoa que você quer ser e como quer levar a vida, como quer contribuir para o mundo, é o caminho que você deve trilhar. Quando você sabe exatamente quem é e quem deseja ser, é muito mais fácil escolher quais críticas acolher e quais deixar para lá.
- De onde vêm as críticas mais frequentes, e se elas são justificadas e úteis, ou prejudiciais ao nosso bem-estar. Quando há alguém na sua vida que é previsivelmente crítico, você escuta essa voz antes mesmo que a pessoa abra a boca. Com o tempo, internalizamos essas críticas constantes, de modo que elas se transformam no modo como enxergamos a nós mesmos. Logo, podemos ser duramente autocríticos por termos aprendido isso. Reconhecer que aprendemos essa forma de nos tratar ajuda-nos a reconhecer que podemos reaprender um novo diálogo interno, que nos sirva mais.

Resumo do capítulo

- Aprender as habilidades para lidar com a crítica e a desaprovação de maneira saudável é uma aptidão crucial na vida.
- Fomos feitos para dar importância ao que os outros pensam de nós, de modo que dizer a nós mesmos que não nos importamos não é a solução.
- A compulsão de agradar é mais do que apenas ser gentil com as pessoas, é colocar os desejos ou necessidades dos outros acima dos nossos, inclusive em detrimento da nossa saúde e do nosso bem-estar.
- É útil entender por que algumas pessoas são altamente críticas.
- Alimentar a autoestima e a capacidade de se recuperar da vergonha é possível e pode mudar nossa vida.

CAPÍTULO 19

A chave para construir a autoconfiança

Quando adolescente, criada em uma cidade pequena, eu pensava em mim como uma pessoa confiante. Depois, deixei essa cidadezinha e fui para a universidade, a mais de 160 quilômetros de distância. No entanto, muito da confiança que eu julgava ser parte de mim permaneceu em casa. Tornei-me vulnerável, insegura, sem saber ao certo quem eu precisava ser para me integrar. Com o tempo, a vida universitária tornou-se o meu novo normal e construí a minha confiança mais uma vez, tijolo por tijolo.

Depois de me formar, arranjei um emprego como pesquisadora de um serviço de apoio a adictos. Sentir-me confiante para lidar com as exigências da universidade deixou de ser o bastante. Precisei voltar a tolerar o sentimento de vulnerabilidade para reconstruir a confiança nesse novo campo. O mesmo aconteceu quando iniciei a minha formação clínica e, mais tarde, quando concluí minha habilitação, ou depois do nascimento da minha primeira filha, ou quando abri meu consultório e, mais uma vez, quando comecei a divulgar meu trabalho nas redes sociais.

A cada mudança que fiz, a confiança que antes parecera bastar mostrou-se insuficiente de uma hora para outra, e a vulnerabilidade voltou. A confiança é como uma casa que construímos para nós. Quando mudamos para um lugar novo, temos que construir um novo lar. Ao fazê-lo, no entanto, não partimos do zero. Toda vez que pisamos no desconhecido e tentamos algo novo, toda vez que vivenciamos essa vulnerabilidade, cometemos erros, superamos esses erros e desenvolvemos alguma confiança, passando para o capítulo seguinte com a prova de que somos capazes de enfrentar desafios. Levamos conosco a coragem de que precisamos para dar esse salto no escuro, repetidas vezes. É o mesmo salto no escuro que a trapezista tem que dar a cada vez que solta uma barra para agarrar a seguinte. Ela é sempre vulnerável, nunca está completamente a salvo, mas, toda vez que tenta, sabe que pode enfrentar esse risco com a coragem necessária para fazer as coisas acontecerem.

Para construir autoconfiança, vá para onde ela falta

Confiança não é o mesmo que comodidade. Um dos maiores equívocos a respeito da autoconfiança é a ideia de que isso significa viver sem medo. A chave para construir a confiança é exatamente o inverso, é você se dispor a deixar que o medo esteja presente ao fazer as coisas que são importantes para você.

Quando estabelecemos um grau de autoconfiança em alguma área, a sensação é ótima, queremos permanecer nela e nos ater a ela. Mas, se só formos aos lugares em que nos sentimos confiantes, a confiança nunca se expandirá para além deles. Se só fizermos as coisas que já dominamos, o medo do novo e do desconhecido tenderá a crescer. Desenvolver a confiança exige, inevitavelmente, que fiquemos em paz com a vulnerabilidade, porque ela é o único caminho para resistirmos à falta de confiança por certo tempo.

A única maneira de a confiança crescer é nos dispormos a ficar sem ela. Quando conseguimos entrar no medo e conviver com o desconhecido, é essa coragem que constrói a confiança a partir do zero. A coragem vem primeiro; a confiança, em segundo lugar. Isso não significa que tenhamos de mergulhar em abismos emocionais e correr o risco de ser aniquilados.

O que estou dizendo é que devemos reconhecer que o medo nos ajuda a chegar ao nosso melhor desempenho e que precisamos mudar a nossa relação com esse medo para não mais precisarmos eliminá-lo antes de fazermos uma tentativa. Temos que aprender a levar o medo conosco.

Mostraremos a seguir o Modelo de Aprendizagem (Luckner & Nadler, 1991), que podemos usar como um guia para o desenvolvimento da confiança. Anote os aspectos da sua vida que podem estar na zona de conforto, as tarefas que parecem desafiadoras, mas administráveis, e as coisas que você colocaria na zona de pânico. Sempre que você entra na zona de aprendizagem, isso demanda o trabalho de desenvolver a sua confiança, exercitando a sua coragem.

A tentativa de construir a autoconfiança é um processo para desenvolver a autoaceitação e a autocompaixão e para aprender o valor da vulnerabilidade e do medo. Muitas vezes, trata-se de um exercício de equilíbrio que nem sempre é fácil. No processo, todas as ferramentas deste livro podem ser usadas, uma vez que todas ajudam a aumentar sua capacidade de se empenhar e tolerar o incômodo, recuando e se recompondo.

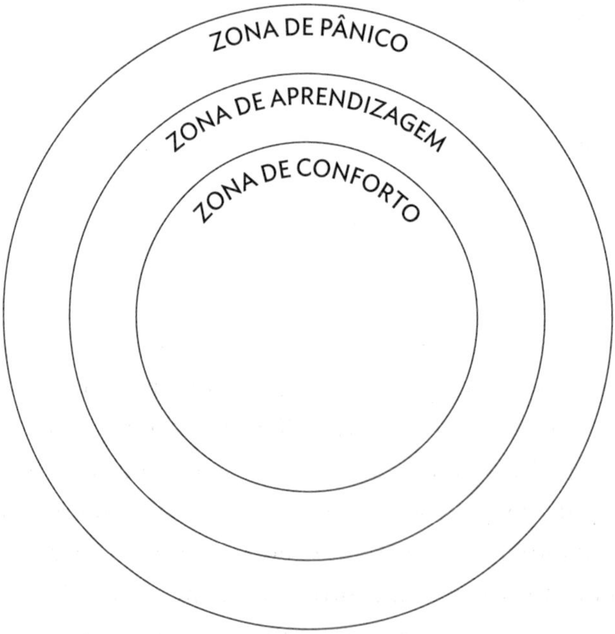

Figura 8: Modelo de Aprendizagem (Luckner & Nadler, 1991).

Alguns dos principais ingredientes de que precisamos para entrar de cabeça na zona de aprendizagem são:

- Reconhecer que você pode melhorar com o esforço.
- Dispor-se a tolerar o incômodo de se sentir vulnerável por algum tempo.
- Desenvolver seu compromisso pessoal de sempre se apoiar e fazer o melhor por si mesmo, quer tenha êxito, quer fracasse. Trata-se de abraçar a autocompaixão como uma prática de vida e ser o seu próprio treinador, não o seu pior crítico.
- Saber enfrentar a vergonha que pode advir do fracasso, a fim de prevenir a sua tendência a desistir dos seus sonhos, no esforço de evitar a vergonha de um retrocesso. Ver mais detalhes sobre isso na parte 3.
- Saber que, para desenvolver a autoconfiança, não temos que viver com medo. Temos que desenvolver um padrão cotidiano de entrar no medo, permanecer com ele e sair dele, dando a nós mesmos tempo para nos recuperarmos e nos aprontarmos para o dia seguinte. Ver parte 6, sobre o medo.

Por que você não precisa trabalhar sua autoestima

Há toda uma indústria erigida sobre o conceito de autoestima e a ideia de que, se pudermos acreditar em nós mesmos, nós nos sairemos mais fortes e aprimoraremos os nossos relacionamentos e a nossa felicidade geral na vida.

Autoestima costuma significar a capacidade de o indivíduo se avaliar de forma positiva e confiar nessa avaliação (Harris, 2010). Assim, uma pessoa que tente lhe ajudar a aumentar a sua autoestima pode lhe pedir para listar aquilo de que você gosta em si mesmo e quais são os seus pontos fortes, tentando levá-lo a crer que pode se transformar em um "sucesso" no mundo. Mas temos um problema com o conceito de "sucesso": nós o ligamos às ideias de riqueza, vitória, destaque e reconhecimento pelos outros. E como você sabe se está vencendo? Comparando-se com outras pessoas. Talvez você entre na internet e escolha um entre os 4,6 bilhões de usuários do mundo inteiro. Com um universo desse tamanho, certamente encontrará alguém que se saia melhor do que você em alguma coisa. Quando o encontrar, sua autoestima pode sofrer um golpe porque, não sendo o vencedor, é possível que você comece a se ver como um derrotado.

E se, em vez disso, você ficar longe da internet e se comparar apenas com seus amigos e familiares? Fazer isso não alimentará relações saudáveis. Associar uma medida de "sucesso" ao valor pessoal tornaria inevitavelmente difícil estabelecer uma ligação verdadeira com as pessoas com quem você se compara. O que acontece quando você perde o emprego e um amigo recebe uma promoção? Um artigo baseado em pesquisas escrito por um grupo de psicólogos mostrou que a autoestima elevada não está ligada a relacionamentos melhores ou a um desempenho melhor. Na verdade, a autoestima está relacionada à arrogância, ao preconceito e à discriminação (Baumeister *et al.*, 2003). Esses psicólogos não encontraram provas significativas de que tentar promover a autoestima por meio de uma intervenção traga algum benefício.

Não se pode confiar na autoestima quando ela depende de alguém ser um "sucesso". Esse é um aluguel psicológico que a pessoa nunca consegue parar de pagar. No segundo em que percebe sinais de que talvez seja menos do que outra pessoa, ela já se vê como insuficiente. Portanto, ela continua a correr em uma espécie de roda de hamster do sucesso, movida pela mentalidade da escassez e pelo medo de ser insuficiente.

Jogue fora as frases motivacionais

É impossível abrir a plataforma de uma rede social sem deparar com uma infinidade de mensagens edificantes. A ideia por trás disso é que se você disser uma coisa a si mesmo um número suficiente de vezes começará a acreditar nela e a se transformar nela. Mas o que se constata é que nada é tão simples. Para os que já têm uma autoestima elevada e acreditam em si, repetir afirmações positivas pode trazer o pequeno benefício de fazê-los se sentir um pouquinho melhor. Mas alguns estudos mostraram que, para as pessoas com baixa autoestima, repetir afirmações e declarações em que elas não acreditam, como, por exemplo, "eu sou forte e adorável", ou se concentrar em todas as razões pelas quais essas afirmações são verdadeiras, tende a fazê-las se sentir pior (Wood *et al.*, 2009).

A razão disso pode ser o diálogo interno que existe em todos nós. Se você diz em voz alta que é forte e adorável, mas não acredita nisso, o seu crítico interior começa a trabalhar e a mostrar todas as razões pelas quais você não é forte nem adorável. O resultado é uma batalha interna, com tempo de sobra para você se concentrar em todas as narrativas que solapam o seu estado de ânimo enquanto tenta desesperadamente afastá-las.

Então, o que funciona? Bem, o estudo que mencionei há pouco constatou que, quando se dizia às pessoas com baixa autoestima que não havia problema em experimentar sentimentos negativos, o seu estado de ânimo melhorava. Elas já não tinham que batalhar com a tentativa de se convencerem de algo em que ainda não acreditavam. Por isso, nos dias em que não nos sentimos fortes, não precisamos dizer a nós mesmos que o somos. Podemos reconhecer que, às vezes, sentir-nos dessa maneira faz parte de sermos humanos. Podemos reagir a isso com compaixão e incentivo. E, então, podemos nos voltar para as coisas que nos ajudam a tornar a sentir confiança na nossa força, usando todos os instrumentos à nossa disposição para atravessar os tempos difíceis, em consonância com a pessoa que queremos ser. A maneira de começarmos a acreditar em algo positivo a nosso respeito é usar a ação para criar provas disso.

Embora as afirmações positivas possam não ser a melhor estratégia para quem tem baixa autoestima, as palavras ainda são importantes. Quando os erros e fracassos levam a uma saraivada de autoagressões, não deixe isso acontecer sem refletir a respeito. Não é à toa que os atletas profissionais têm treinadores profissionais. No dia a dia, não dispomos disso, o que faz com que tenhamos que ser essa voz para nós mesmos. A reação emocional natural ao fracasso influencia nossos pensamentos e nos torna mais vulneráveis à autocrítica. Assim, nem sempre podemos impedi-la, mas podemos responder a ela com uma alternativa que nos sirva mais. Para construir a confiança, você precisa desenvolver o seu próprio treinador, em vez de dar voz ao seu pior crítico. Isso inclui reagir ao fracasso de um modo que o ajude a se levantar, sacudir a poeira e voltar à luta. Um treinador profissional não intimidaria você com palavras nem entoaria elogios em que você não pudesse acreditar. Esses técnicos trazem franqueza, responsabilidade, incentivo e apoio incondicionais. Ficam do seu lado, sejam quais forem os resultados, valorizando o que mais interessa a você.

Fazer esse papel para si mesmo nem sempre é fácil, mas é uma habilidade vital que podemos aprimorar com a prática.

> **Caixa de ferramentas:** Para desenvolver autoconfiança, mude a sua relação com o medo.

Para começar a construir confiança em algo que nos deixa nervosos, podemos praticar o acolhimento das sensações de medo e conviver com elas, sem afastá-las. Para isso, não temos que nos colocar em uma situação que cause intenso pânico ou pavor. Na verdade, isso nem é recomendável. Ao contrário, podemos desenvolver essa habilidade molhando a pontinha do pé na água. Sair ligeiramente da zona de conforto, apenas o bastante para podermos sentir a reação de estresse sem nos sentirmos sufocados.

- Anote as situações para as quais você gostaria de construir mais confiança. Comece a lista pela mais difícil. Depois, liste todas as variações dessa situação que possam parecer mais manejáveis, porém ainda desafiadoras. Por exemplo, se eu quiser desenvolver minha confiança em eventos sociais, posso colocar as festas no alto da lista como a ocasião em que me sinto menos confiante. Ligeiramente mais fácil do que elas poderia ser uma festa em que eu conhecesse todas as pessoas. Mais fácil do que isso seria uma pequena reunião de amigos íntimos. Mais fácil ainda seria ir a um café com um amigo de confiança. Quando tiver a sua lista, não comece pelo alto. Comece pela situação que representa um desafio, mas ainda parece viável. Em seguida, exponha-se a ela com a maior frequência possível. Quando a sua confiança crescer e essa situação se transformar em algo cômodo, passe para o item seguinte na lista.

"O cuidador perfeito" é uma ferramenta originalmente desenvolvida por Paul Gilbert e Deborah Lee e usada na terapia focada na compaixão (TFC). Pode ser uma forma útil de você direcionar o seu foco para a conversa que precisa manter consigo mesmo ao construir a sua autoconfiança.

- O cuidador perfeito é a imagem de uma pessoa a quem você pode recorrer para se sentir seguro e bem cuidado quando é disso que necessita. Se você preferir a ideia de um treinador, poderá usá-la em vez disso.
  - Crie na sua mente uma imagem do cuidador perfeito ou do treinador (que pode ser uma pessoa real ou imaginária).
  - Imagine que você conversa com essa pessoa sobre o que está enfrentando neste momento, sobre como se sente a respeito disso e no que quer trabalhar.
  - Reserve um tempo para imaginar em detalhe como esse cuidador perfeito ou esse treinador poderiam responder e anote a resposta. Isso estabelece o tom das palavras que você pode começar a usar para responder a si mesmo enquanto trabalha na construção da sua confiança e, no caminho, enfrenta inevitavelmente a vulnerabilidade.

Resumo do capítulo

- A confiança não pode crescer se nunca nos dispusermos a ficar sem ela.
- Para construir a confiança, vá para onde você não tem nenhuma. Repita isso a cada dia e veja a sua confiança se desenvolver.
- A confiança depende de cada situação, mas você desenvolve a crença de ser capaz de tolerar o medo à medida que aumenta a confiança em diferentes contextos.
- Você não precisa começar pela situação que mais o assusta. Comece por pequenas mudanças.
- Ao longo do processo, seja o seu próprio treinador, e não o seu pior crítico.
- A coragem vem antes da confiança.

CAPÍTULO 20

Você não se resume aos seus erros

A maioria das dúvidas sobre nós mesmos está ligada à nossa relação com o fracasso ou com a falha. Não vou ficar aqui lhe dizendo que você deve se sentir bem com o fracasso e que assim tudo será fácil. Isso não é verdade. O fracasso nunca é fácil. É sempre excruciante. Todos temos que ser suficientes. Todos queremos ser aceitos, e o fracasso é um sinal de que talvez não tenhamos sido suficientes em uma dada situação.

Não é apenas a nossa relação com o fracasso que precisa mudar, mas também a nossa maneira de reagir ao fracasso dos outros. Não é preciso passar muito tempo no Twitter para desenvolver um medo esmagador do fracasso. Basta dizer uma coisa errada em uma postagem para que um exército de usuários persiga o indivíduo com insultos verbais, exigindo que lhe seja retirado qualquer mérito que tenha alcançado durante a vida. Vi isso acontecer com pessoas que cometem erros simples em seu uso da linguagem e se desculpam por isso imediatamente. Dado que as redes sociais são um reflexo ampliado de quem somos como sociedade, isso me diz muito sobre a vergonha intensa que associamos a qualquer forma de falha. Os que são duramente autocríticos têm maior tendência a criticar os outros. Se acreditamos que os erros e as deficiências devem ser enfrentados com humilhação e vergonha qualquer que seja a intenção, como haveremos de nos sentir bem ao corrermos riscos e cometermos erros?

Algo que me ajudou muito foi compreender que a maneira de outras pessoas reagirem a falhas minhas não fornece uma avaliação exata da minha personalidade e do meu valor como ser humano, mas indica, ao contrário, como essas pessoas se relacionam com a falha. Aceitar o fracasso é difícil em ambientes em que as pessoas se atacam por conta de erros. Por mais hostis que sejamos ao fracasso coletivamente, modificar a nossa relação com ele deve começar por nós mesmos. O fracasso sempre fere, seja o ambiente seguro ou não. Portanto, nós o evitamos a todo custo. Desistimos quando as coisas ficam difíceis, trocamos por opções mais fáceis e seguras, ou nos recusamos até mesmo a começar. Todas essas escolhas são viciantes porque trazem aquela sensação abençoada de alívio. Ufa! Hoje não tenho que enfrentar isso. E nós o fazemos tantas vezes que isso se torna um padrão na nossa vida, um padrão que nos mantém presos a uma zona de conforto letárgica, sem energia para o que quer que seja.

Se o oposto de resistir ao fracasso é aceitá-lo como parte do crescimento e da aprendizagem, como fazer isso? Uma coisa é comunicar algo intelectualmente; outra, bem diferente, é sentir e realmente acreditar nessa comunicação no calor do momento. Falar só é útil se você puder acreditar. A crença é tudo. Por isso, precisamos dizer algo em que possamos crer. Sendo assim, não adianta tentarmos nos convencer de que fracassar é seguro. Não podemos garantir como os outros reagirão. Sempre haverá críticos. Nem todos nos ajudarão quando falharmos. A única alternativa é assumir o compromisso sincero de fazer isso por nós mesmos. Comece por reconhecer que superar o fracasso não pode depender de terceiros. Usar o apoio disponível é sempre uma boa ideia, mas nem sempre podemos contar com a presença de outra pessoa, de modo que é essencial nos comprometermos a assumir a responsabilidade por cuidar das nossas feridas com compaixão e por sacudir a poeira depois da queda, se não quisermos que a nossa resiliência dependa de que outros façam isso por nós.

Para superar o fracasso

1. Reconheça as sensações do seu corpo e os sinais, nos seus desejos e atos, que indiquem como você está se sentindo, caso se flagre usando todos os seus escapes favoritos – horas de TV, álcool ou redes sociais.

A ferroada do fracasso nos impele a bloquear as coisas. Portanto, mesmo que a princípio você não note o sentimento, poderá notar o comportamento de bloqueio.

2. Saia do atoleiro. Lembra a história do Jim Carrey tirando a máscara? Ela exercia menos poder sobre ele quando não estava bem fixada em seu rosto. Podemos fazer isso com a emoção, vendo-a como uma experiência que passa por nós, e não como quem somos. Se você puder dar nome à emoção, isso habilitará a sua mente a recuar um passo em relação a ela. Se você puder rotular o padrão dos seus pensamentos, isto desencadeará o mesmo processo. A explicação do que está acontecendo, tal como dada por sua mente, não é um fato, mas uma teoria, uma opinião, uma história ou uma ideia. Essa opinião tem um toque de vozes críticas do seu passado e do presente, lembranças de ter se sentido vulnerável ou de haver falhado. À medida que tomamos conhecimento dos padrões dessas vozes críticas e descobrimos de onde elas podem ter vindo, podemos até dar nome a esse fluxo de pensamentos: "Lá vem a Helga, dando seus palpites não solicitados!" Fazer isso é poderoso para nos ajudar a tomar alguma distância da autoagressão e dar a nós mesmos mais liberdade de escolher se acreditamos nessa opinião como fato, ou se a vemos como apenas uma alternativa (muito pouco proveitosa).

3. Observe os desejos de bloquear os sentimentos dolorosos e continue a se lembrar de que você não precisa agir de acordo com esses desejos. Quando paramos de combater a emoção e, em vez disso, permitimos que ela nos perpasse, com todo o seu poder, isso é doloroso e confuso. Mas a emoção também passa. Quando tentamos abafá-la e mantê-la reprimida, ela permanece ali, esperando a oportunidade de ser processada. O oposto de bloquear a emoção é ter curiosidade a respeito dela, caminhar em direção a ela, observar e notar a experiência inteira, enquanto damos o passo 4.

4. Acalme-se na sua travessia e seja o melhor amigo que você poderia desejar. Use de franqueza consigo mesmo, oferecendo-se, ao mesmo tempo, amor e apoio incondicionais. "Nossa, essa foi difícil! Aguente firme." O melhor tipo de amigo sabe que não pode consertar as coisas por nós, mas fica firme ao nosso lado ao longo de todo o processo.

5. Procure aprender. Qualquer pessoa que treine um atleta profissional analisa cada desempenho dele. Mas esses treinadores não examinam apenas o que deu errado, também buscam o que está funcionando. Assim, quando a dor do revés for aplacada, trate de trabalhar em tornar essa experiência útil para você. Não deixe de notar as coisas que você fez direito. Reconheça o que funcionou e o que não funcionou. Seja o seu próprio treinador para que você possa aprender com a experiência e seguir adiante.
6. Volte ao que é importante. O fracasso e os reveses sempre machucam, mas sacudir a poeira e recomeçar ainda pode alinhar-se com os seus valores. Quando a dor do fracasso ainda está presente, pode ser difícil até mesmo considerar uma nova tentativa – em vez disso, queremos fugir e nos esconder. Voltar para os seus valores e para a razão pela qual você faz isso há de ajudá-lo a tomar uma decisão baseada no seu interesse e na vida que você quer ter, e não uma decisão baseada puramente na dor. Mas também não quero banalizar o quanto podemos ser arrasados pela emoção depois do fracasso. Portanto, tenha calma. É importante elaborar a experiência em primeiro lugar, e tentar de novo quando você estiver pronto.

Consulte o capítulo sobre valores para maiores detalhes (ver página 227), mas lembre que, no calor do momento, nem sempre temos tempo para produzir nossas planilhas e checar de novo o que está de acordo com os nossos valores. Nesse momento, simplesmente se pergunte: "No futuro, quando eu olhar para trás para este momento, de que escolhas vou sentir orgulho? Que ações eu poderia praticar para me sentir grato por elas daqui a um ano? Como posso aprender com isso e continuar seguindo adiante?"

Resumo do capítulo

- A maioria das dúvidas a nosso próprio respeito está ligada às relações que mantemos com o fracasso.
- A maneira como as outras pessoas reagem ao nosso fracasso não diz nada sobre nossa personalidade ou nosso valor.
- A ferroada do fracasso pode nos levar a entorpecer ou bloquear as emoções. Por isso, mesmo que de início você não note o sentimento, pode observar os comportamentos de bloqueio.
- Seja o seu próprio treinador e transforme o fracasso em uma experiência de aprendizagem, seguindo adiante de acordo com o que é mais importante para você.
- A resposta emocional ao fracasso pode ser esmagadora, portanto vá com calma.

CAPÍTULO 21

Ser bom o bastante

O obstáculo em que a maioria das pessoas esbarra a caminho da autoaceitação é a concepção equivocada de que isso causa preguiça e complacência. Elas acham que a autoaceitação significa acreditar que estão bem como são, e que, portanto, não terão motivação para melhorar, trabalhar, realizar ou mudar. Na verdade, as pesquisas mostram que os que desenvolvem a autoaceitação e aprendem a se compadecer de si mesmos têm menos probabilidade de temer o fracasso, tendem mais a perseverar e tentar de novo quando efetivamente falham e, de modo geral, têm mais autoconfiança (Neff *et al.*, 2005).

A autoaceitação e a autocompaixão não equivalem a nos tornarmos indiferentes ao mundo e nos resignarmos passivamente a aceitar a derrota quando as coisas ficam difíceis. Nutrir um amor incondicional por si mesmo significa, às vezes, fazer o inverso disso; pode significar a escolha do caminho mais difícil, por ser esse o que mais nos interessa. Trata-se de nos recusarmos a nos agredir quando estamos por baixo, ou a nos entregarmos à autodepreciação. Representa, em vez disso, usarmos cada gota de força para nos levantarmos depois de uma queda.

A diferença é que, quando a pessoa se esforça, ela o faz de um lugar de amor e contentamento, em vez de lutar a partir do medo e da escassez.

Quando não trabalhamos para desenvolver a autoaceitação, nós nos candidatamos a levar uma vida em que podemos precisar ser constantemente reassegurados, ficar presos a trabalhos que detestamos ou a relacionamentos que nos fazem mal. Podemos nos condenar a viver ressentidos.

Então, como começar a desenvolver a autoaceitação?

Compreenda a si mesmo

Parece simples, mas muita gente passa pela vida sem grande empenho em examinar os padrões de comportamento que impactam a sua experiência. Para construir a autoaceitação, primeiramente precisamos compreender quem somos e quem queremos ser. Isso vem da prática e da autoconsciência. Nós nos conscientizamos de nós mesmos por meio da autorreflexão. Manter um diário, frequentar um terapeuta ou conversar com amigos são atitudes que podem nos ajudar a refletir sobre nós e nossa experiência de um modo que nos permita aprender mais sobre quem somos e por que fazemos o que fazemos. A autoaceitação envolve escutar as nossas necessidades e atendê-las. Quando não prestamos atenção, nem sempre captamos os sinais.

Durante esse processo, é importante estarmos atentos às partes de nós de que sentimos orgulho e àquelas em que preferimos não pensar – as coisas de que não gostamos, sobre as quais nos sentimos ansiosos ou pesarosos, ou as que queremos mudar. Mas, quando refletimos sobre os aspectos mais difíceis do eu, é crucial abordarmos isso com a compaixão de um observador, se quisermos evoluir. Quando refletir sobre situações difíceis desencadeia emoções intensas que tornam mais difícil pensar com clareza, pode ser útil buscar o apoio de um terapeuta para nos ajudar a elaborar esse processo.

Visualize a autoaceitação

Digamos que, assim que fechar este livro, você comece a levar sua vida com uma autoaceitação incondicional. Como seria isso? O que você faria de modo diferente? A que diria sim? A que diria não? Como trataria a si mesmo? Como falaria com os outros?

Tente escrever suas respostas a essas perguntas com grande detalhamento e visualize como a autoaceitação se traduziria para você em uma mudança comportamental. Como acontece com a maioria das mudanças, a ação vem primeiro e o sentimento vem depois. Assim, levar uma vida em que você tem um sentimento de valor pessoal significa fazer disso uma prática de vida. O trabalho nunca termina. Você nunca chega lá. Trabalha todos os dias para viver em consonância com a autoaceitação incondicional.

Aceite-se por inteiro

Conservamos um senso de identidade que permanece conosco ao longo de toda a vida, mas também experimentamos uma vasta gama de estados emocionais que estão em constante movimento, mudando de um momento para outro. Assumimos diferentes papéis e comportamentos em cenários diferentes, e muitas pessoas veem essas variações como diferentes partes delas mesmas. Dependendo das nossas experiências iniciais de vida e de como o mundo reagiu a esses estados emocionais, podemos achar que algumas partes do eu são menos aceitáveis do que outras. Se a raiva era inaceitável para você durante a sua criação, é possível que lhe seja muito mais difícil tratar-se com compaixão e aceitação quando estiver com raiva. Isso faz da autoaceitação algo condicionado àquilo que estamos sentindo.

> **Experimente:** Você pode aprender a reagir às diversas emoções afastando-se um pouco delas e respondendo com compaixão. Para isso, experimente o seguinte exercício, que é empregado na terapia focada na compaixão (TFC) (Irons & Beaumont, 2017):
>
> Pare um pouco e relembre um acontecimento recente que tenha desencadeado uma mescla de emoções. Pode ser bom começar por algo que não seja aflitivo demais, para que você não se esgote ao tentar praticar o exercício.
>
> 1. Escreva algumas reflexões sobre o acontecimento.
> 2. Escreva as diferentes emoções que ele provocou, como raiva, tristeza ou angústia.

3. Das emoções identificadas, selecione uma de cada vez, ligue-a ao que você sentiu naquele momento e responda às seguintes perguntas:
    1. Onde você notou esse sentimento no seu corpo? Como soube que esse sentimento estava presente?
    2. Que pensamento esteve ligado a esse sentimento? Se essa emoção pudesse falar, o que ela diria?
    3. Que desejos acompanharam esse sentimento? Se essa emoção tivesse sido capaz de decidir o desfecho, o que ela teria levado você a fazer? (Por exemplo, a angústia poderia tê-lo levado a querer fugir, e a raiva poderia ter-lhe dado vontade de gritar com alguém.)
    4. Do que você precisa nesse caso? O que ajudaria a aplacar essa emoção?

Depois de fazer isso com cada emoção que tenha experimentado, termine respondendo às perguntas referentes ao seu eu compassivo, àquela parte de você que quer demonstrar-lhe amor e aceitação incondicionais.

Enquanto faz isso com cada emoção, dê-se tempo para afastar-se dela antes de entrar na seguinte (se tiver havido muitas emoções misturadas). A cada vez que fizer isso, você fortalecerá a capacidade de desativar essas emoções e compreendê-las melhor, sem se deixar sobrecarregar.

Esse pode ser um exercício útil para analisar essas emoções confusas, permitindo-nos perceber que até as emoções que um dia vimos como inaceitáveis são meramente normais. Cada uma reflete uma forma diferente de interpretar a situação, de modo que podemos chegar a conclusões diferentes sobre que direção tomar em seguida. Reservar tempo para ter uma visão panorâmica de experiências emocionais como essas pode nos ajudar a assumir um compromisso com a nossa compaixão, mesmo nas situações em que nos ensinaram a ser severos conosco.

Combata a autocrítica

- Como é a sua autocrítica? Que palavras você usa?
- Em que ela se concentra?
- Que tipos de coisas você critica em si mesmo: aparência, desempenho, traços de personalidade, inferioridade em relação aos outros?
- Algumas formas de autocrítica podem ser mais nocivas do que outras.
- Às vezes a autocrítica nos faz dizer a nós mesmos, depois de um fracasso, que somos inadequados.
- Quando ela vai mais além e você experimenta um sentimento de repulsa e ódio de si mesmo, a autocrítica é ainda mais opressiva e causadora de vergonha.

Experimente: Este é um exercício rápido, que pode nos ajudar a tomar certa distância do nosso crítico interno e a enxergá-lo tal como ele é.

Depois de ter refletido sobre todas as maneiras diferentes pelas quais você se critica, tire um momento para imaginar esse crítico como uma pessoa fora da sua cabeça. Como seria ela? Quais seriam sua expressão facial e seu tom de voz quando ela falasse com você? Que emoções ela expressaria? Qual é a sensação de tê-la diante de si? Qual você acha que seria a intenção dessa pessoa? Será que isso é uma tentativa equivocada de você se proteger de algum modo? Será que se trata de alguém com quem você gostaria de passar algum tempo? Trata-se de alguém que poderia ajudá-lo a levar uma vida feliz? Por fim, pergunte-se qual é o impacto de passar todas as horas de todos os dias com esse crítico.

Encontre o seu lado compassivo

Se o seu crítico interno tem sido um companheiro íntimo (embora indesejado) durante a maior parte da sua vida, é quase impossível você simplesmente decidir eliminá-lo. Essa autocrítica constantemente praticada significa que essas vias neurais são de fácil acesso para o seu cérebro. Portanto, essa voz falará de vez em quando. O que precisamos fazer é nos proporcionar uma nova voz, mais saudável e mais útil, e depois começar a treinar. Do mesmo modo que você arranjou tempo para ver e ouvir o crítico interno, vamos convidar o seu lado compassivo a comparecer. Ele é o lado que quer o melhor para você e reconhece o prejuízo causado pela autoagressão. Essa parte de você ainda quer que você cresça e se realize, mas a partir de uma vivência de amor, e não de vergonha.

Pare um pouco e considere como seria a conversa do seu eu compassivo com você. Lembre-se, isso não é o mesmo que pensamento positivo. Quem tem compaixão é franco e bondoso, incentivando e dando apoio, e quer o melhor para você. Que palavras você usaria ao demonstrar compaixão por terceiros? Que palavras de compaixão outras pessoas já lhe expressaram? Relembre uma ocasião em que alguém tenha lhe demonstrado compaixão. De que modo essa pessoa olhou para você? O que ela disse? O que isso fez você sentir? Como seria ter acesso àquela voz a qualquer momento?

Experimente: Para fortalecer o nosso lado compassivo, basta introduzir algumas repetições com regularidade e praticá-las. Tente escrever uma carta compadecida para si mesmo. Permita-se escrever com espontaneidade, como escreveria a um amigo íntimo que estivesse sofrendo ou fazendo um enorme esforço para melhorar. Como você lhe expressaria que sempre o apoiou e desejou que seu sofrimento diminuísse? Ninguém precisa ler a carta, mas o processo de entrar em contato com o seu eu compassivo e de pensar nas várias maneiras pelas quais você pode expressar compaixão ajudará a desenvolver essa musculatura mental para usá-la quando mais precisar.

Se tiver dificuldade para obter acesso ao sentimento de compaixão por si mesmo, concentre-se em alguém por quem sinta um amor incondicional e imagine estar escrevendo para essa pessoa, ou use as palavras que pessoas queridas já lhe disseram no passado.

Resumo do capítulo

- Há uma concepção equivocada de que a autoaceitação causa preguiça, complacência e falta de motivação.
- Na realidade, pesquisas mostram que as pessoas que desenvolvem a autoaceitação e aprendem a ser compassivas consigo mesmas têm menor tendência a temer o fracasso e maior probabilidade de tentar de novo quando caem.
- Autoaceitação não é o mesmo que aceitar passivamente a derrota.
- A autocompaixão envolve, com frequência, escolher o caminho mais difícil em seu benefício.

PARTE 6

Sobre o medo

CAPÍTULO 22

Não quero mais sentir medo!

Desde as minhas lembranças mais remotas, sempre tive medo de altura. Na maior parte do tempo, pude evitá-la, quando criança. Mas, ao conhecer o homem que hoje é meu marido, fizemos juntos uma viagem à Itália. Fomos visitar a Torre de Pisa e, quando paramos para contemplá-la, ele me mostrou os dois ingressos. Íamos subir ao topo. Respirei fundo e olhei para a torre, que tem uma inclinação de 3,99 graus e parece inquietantemente prestes a desabar.

Meu coração disparou e me senti enjoada. Mas os ingressos estavam comprados, de modo que fomos subindo. Para chegar ao topo, é preciso subir uma escadaria estreita de pedra que vai espiralando pelo interior da torre. O piso sob os pés não é nivelado e, à medida que se vai escalando, tem-se a sensação de que a torre começa a ruir. Pelo menos foi essa a impressão que tive naquele momento. Com uma fila de gente atrás de mim, continuei a subir. Na chegada ao topo, a inclinação trouxe uma sensação ainda pior. Todos foram diretamente até a beirada para apreciar a vista. Senti uma ânsia muito forte de me aproximar do chão. Afastei-me o máximo que pude da borda e me agachei. Fingi que estava apenas me sentando para descansar um pouco, como se nada houvesse, mas, àquela altura, meu medo do vexame foi superado pelo medo de sofrer uma queda e morrer. É claro que sentar no chão não me deixava mais segura, porém a situação não era movida pela lógica. O meu cérebro estava mandando sinais vigorosos ao restante do meu corpo para descer.

Cheguei até a baixar os olhos para as lajes de pedra para não contemplar a paisagem lá fora. Matthew me fotografou agachada no chão e hoje temos uma lembrança divertida para rememorar. Mas o que estava acontecendo naquela hora? Por que tive essa ânsia de me sentar no chão?

Minha fobia, identificada desde cedo na infância, manifestou-se no momento em que vi aqueles ingressos e me imaginei subindo ao alto da torre, o que fez meu corpo reagir. Meu coração começou a bater mais acelerado, minha respiração tornou-se rápida e arfante, e as palmas das minhas mãos passaram a transpirar. O fato de a construção ser inclinada só contribuiu para minha previsão de que eu cairia e morreria a qualquer momento. Mas o sistema de alarme do cérebro, que estava tocando e me dizendo para buscar segurança, é mais parecido com um alarme detector de fumaça. Não há tempo para levar todos os fatos em consideração quando ele toca. Seu trabalho é intuir o perigo e informar sobre ele. O cérebro extrai suas informações dos sinais de aflição no corpo, extrai de nossos sentidos informações sobre o meio circundante e junta tudo isso com lembranças do que aconteceu da última vez que nos sentimos assim. Do mesmo modo que o sinal de um detector de fumaça pode disparar quando há um incêndio, ele também pode disparar quando há alguém fazendo torradas. O intenso desejo de me agachar no chão foi uma sugestão do meu cérebro, que meu corpo levou muito a sério (para grande diversão de todas as outras pessoas na torre). O medo foi acachapante, de modo que fiz a primeira coisa em que pude pensar para me sentir mais segura. Queria que o medo fosse embora.

Esses desejos intensos de ir para um lugar seguro não são um erro, e sim o cérebro trabalhando da melhor maneira que pode para nos manter em segurança. Na prática, meu comportamento não me deixou mais segura, apenas fez com que *me sentisse* mais segura.

Como mandar a angústia embora deve ser uma das perguntas que mais ouço. Faz sentido formulá-la. A angústia é incômoda, na melhor das hipóteses, e esmagadora, na pior delas. Quando a pessoa se sente angustiada, seu corpo trabalha realmente com afinco, tornando-a também exaustiva. Ninguém quer viver com angústia todos os dias.

Eis o ponto em que errei na Torre de Pisa e fiz muito pouco para aplacar meu medo de altura. Evitei o medo o máximo que pude. Aproximei-me do chão e evitei olhar para a paisagem lá fora. Cheguei até a fechar os olhos quando foi possível. Tentei convencer-me de que não estava lá em cima. Saí da torre antes que o meu medo saísse de mim. Quando meus pés tocaram de novo a grama reconfortante da Praça dos Milagres, senti uma onda de alívio e o meu corpo se acalmou imediatamente. Meu cérebro disse: "Ufa! Que perigo! *Nunca mais* façamos isso novamente!" Fiz todo o possível para mandar o medo embora o mais rápido que pude. Mas todas as coisas que nos dão esse alívio instantâneo tendem a nos manter aprisionados a longo prazo.

Se eu soubesse naquela época o que sei agora e estivesse naquela viagem para lidar com o meu medo de altura, eis o que teria feito: teria ido até o alto da torre e contemplado a paisagem lá fora. Todos os sentimentos teriam sido os mesmos, porém dessa vez eu deixaria que estivessem presentes, em vez de tentar evitá-los. Teria reagido a eles, assumido o controle da minha respiração e me concentrado em respirar lentamente. Teria lembrado a mim mesma que o meu corpo e o meu cérebro estavam reagindo daquela maneira porque eu tinha lembranças de estar em lugares altos e me sentir insegura quando criança. Teria lembrado a mim mesma, repetidamente, que na verdade estava segura. Voltaria a atenção para a razão de eu estar lá e continuaria a respirar devagar, pelo tempo que fosse necessário para o meu corpo se acalmar, e só então voltaria a descer. Em seguida, repetiria esse padrão por tantos dias quantos fossem possíveis, ciente de que, com o tempo, o meu corpo se habituaria à situação e a minha reação de medo se abrandaria aos poucos.

O medo faz parte de nossa resposta de sobrevivência. Ele deve mesmo ser intensamente incômodo, e o desejo de fugir e evitar a situação temida deve mesmo ser intenso. Se estivermos em uma situação de sobrevivência, esse sistema funcionará incrivelmente bem para nos manter seguros. No instante em que atravessamos uma rua e ouvimos uma buzina de carro muito perto, antes mesmo de podermos pensar na situação, disparamos para o meio-fio, mais depressa do que imaginávamos ser capazes de nos mexer. Depois, sentimos a onda de adrenalina percorrer o corpo todo. É a reação de medo funcionando no que tem de melhor. Mas um sistema que funciona com essa velocidade não tem tempo para considerar quais sinais são válidos e quais seriam menos confiáveis como sinais de perigo. Ele intui e age. Você sobrevive. "Obrigada, cérebro."

Em outras situações em que a vida não está em perigo, os desejos continuam os mesmos. Alguém lhe pede para falar em uma reunião e o seu coração começa a disparar. Ele pode estar preparando o seu corpo para entrar em estado de alerta e agir. Mas, se você interpretar isso como medo e pedir licença para sair da sala e passar a evitar essas reuniões no futuro, nunca terá a experiência de falar em reuniões e se sair bem.

As coisas que nos dão alívio imediato do medo tendem a alimentar esse medo a longo prazo. Toda vez que dizemos não a algo por medo, reafirmamos que aquilo não era seguro, ou que não éramos capazes de lidar com aquilo. Toda vez que cortamos algo da nossa vida por medo, a vida se encolhe um pouco. Por isso, nossos esforços para nos livrarmos do medo o fortalecem, fazendo com que ele influencie nossas escolhas de vida dali para a frente.

Nossas tentativas de controlar e eliminar o medo transformam-se no verdadeiro problema que dita cada gesto. O medo está sempre por perto, em cada nova situação que enfrentamos, em cada empreitada e em cada experiência de aprendizagem. Se não nos dispusermos a experimentá-lo, o que nos restará?

Resumo do capítulo

- É compreensível querer que o medo desapareça. Mas ele existe para ser incômodo mesmo.
- Para combater o medo, primeiro você deve se dispor a enfrentá-lo.
- A fuga e a evitação só fornecem um alívio de curto prazo, mas alimentam a angústia a longo prazo.
- Nossas tentativas de controlar e eliminar o medo transformam-se no verdadeiro problema que dita cada gesto.
- A resposta à ameaça precisa funcionar depressa, por isso tende a soar o alarme antes que você tenha a possibilidade de pensar mais detidamente em cada situação.

CAPÍTULO 23

Comportamentos que pioram a angústia

Quando nos sentimos angustiados em alguma situação, a reação humana mais natural é evitá-la. Sabemos que, se ficarmos longe daquilo, nos sentiremos seguros, pelo menos momentaneamente. Mas a evitação não apenas mantém a angústia, como também a faz piorar com o correr do tempo.

O cérebro aprende como um cientista. Toda vez que tem uma experiência positiva ou negativa, ele a registra como comprovação de suas crenças. Quando você evita aquilo que teme, nunca dá ao seu cérebro a oportunidade de desenvolver provas de que você é capaz de passar por isso e sobreviver. O simples ato de dizer ao cérebro que uma coisa é segura não basta. Você precisa experimentá-la.

Convencer o seu cérebro demanda certo trabalho, então você precisa repetir várias vezes esse comportamento. Tantas vezes quantas forem necessárias. O que você faz na maior parte do tempo torna-se a sua zona de conforto. Assim, se você quiser sentir-se menos angustiado com algo, faça-o sempre que puder. Use as habilidades que o ajudem a conviver com a angústia e, com o tempo, ela diminuirá.

Quando aprendemos a enfrentar o que nos faz sentir medo, tornamo-nos mais fortes. Quando fazemos isso dia após dia, com o tempo desenvolvemos uma sensação de crescimento. Imagine se, nos próximos cinco anos, você tomar suas decisões com base na vida que quer ter, e não no medo.

Evitamos o incômodo do medo de inúmeras maneiras. Quando você se sente ansioso a respeito de um evento social, pode evitar a angústia não comparecendo. Ou talvez você compareça, mas beba demais antes de ir. Beber pode aplacar a angústia naquele momento, o que levará você a agir do mesmo modo no evento social seguinte. Esses comportamentos de segurança funcionam da mesma maneira para entorpecer momentaneamente a angústia, mas não nos ajudam a sentir menos medo no futuro. Na verdade, eles fazem o inverso; alimentam a angústia em relação ao futuro, tornando-nos dependentes dos comportamentos de segurança, o que dificulta a vida ainda mais.

Eis uma lista de alguns comportamentos comuns de segurança que abrandam momentaneamente a angústia, mas nos mantêm estagnados a longo prazo:

Fuga – Quer se trate de um evento social, um supermercado ou de um espaço confinado, quando a angústia ataca, sentimos ânsia de sair de lá o mais depressa possível.

Evitação angustiada – No momento em que você recusa um convite só para evitar uma situação social, ou opta pela entrega de mercadorias para evitar a sensação de angústia que experimenta no supermercado, você tem como recompensa um alívio instantâneo. "Ufa! Hoje não tenho que enfrentar aquela sensação." Todavia, quanto mais você se mantém longe de algo, mais o medo parece crescer. Então chega um dia em que você tem de enfrentá-lo mais uma vez, e ele parece ainda mais assustador.

Estratégias compensatórias – Isso pode acontecer após a experiência de um estado acentuado de angústia. Por exemplo, uma pessoa que tem medo de contaminação ou doenças pode lavar excessivamente as mãos depois de ir a um hospital.

Antecipação – Também chamada de sensibilização, ela se dá quando ensaiamos e antecipamos vários cenários pessimistas que podem ocorrer em uma situação que temermos. É comum nos convencermos de que isso ajuda porque, se estivermos preparados, estaremos protegidos. Mas isso pode levar a uma hipervigilância e a uma preocupação exagerada sem um planejamento construtivo, o que leva ao aumento da angústia.

Busca de tranquilização – Nos momentos de angústia e dúvida, podemos buscar em uma pessoa querida a reafirmação de que tudo correrá bem. É difícil ver quem amamos aflito, e por isso o outro costuma se mostrar mais do que disposto a dar essa garantia, para ajudar a acalmar a angústia. Com o tempo, entretanto, esse alívio instantâneo pode transformar-se em um vício, e então desenvolvemos uma dependência dessa outra pessoa. Podemos precisar da sua reafirmação quase constante, ou ficar impossibilitados de sair de casa sem a companhia da pessoa que nos proporciona essa sensação de segurança, o que pode ter um peso muito grande em uma relação.

Comportamentos de segurança – Também podemos passar a confiar naquilo que associamos à segurança quando não confiamos na nossa capacidade de lidar com situações de angústia. Podemos nos sentir incapazes de ir a algum lugar sem um medicamento "por via das dúvidas", ou pegamos o celular em qualquer lugar porque olhar para ele nos permite evitar a conversa em eventos sociais.

Resumo do capítulo

- Quando nos sentimos angustiados em alguma situação, a reação humana mais natural é evitá-la.
- A evitação, no entanto, mantém a angústia.
- Não basta dizer ao cérebro que algo é seguro. Você precisa vivenciar o que lhe angustia para realmente acreditar nisso.
- O seu cérebro demora a ser convencido, por isso você precisa repetir diversas vezes o mesmo comportamento.
- As coisas que você faz com mais frequência se tornam a sua zona de conforto.
- Se você quer se sentir menos angustiado com alguma situação, exponha-se a ela com a máxima frequência possível.

CAPÍTULO 24

Como aplacar a angústia agora mesmo

Se você luta com a angústia, deve estar torcendo por uma dica que possa usar neste instante, algo fácil de aprender e que surta efeitos instantâneos. Muitas pessoas se sentem assim no início da terapia. É por isso que sempre lhes ensino esta primeira habilidade o mais cedo possível. Ela é fácil de aprender e requer apenas alguns minutos para reduzir a intensidade da angústia. No mínimo, impede que a angústia se transforme em pânico.

Quando a angústia é desencadeada, você começa a respirar mais depressa. É a maneira de seu corpo obter oxigênio extra para alimentar a reação de sobrevivência.

Você se sente como se não pudesse respirar. Por isso, respira mais depressa, com inspirações superficiais e rápidas, e fica com o excesso de oxigênio no organismo. Se respirar mais devagar, você acalmará o corpo e, por sua vez, ele tornará sua respiração mais lenta. Não é só isso: se você puder prolongar a expiração para que ela seja mais demorada ou mais vigorosa do que a inspiração, isso ajudará a diminuir também o seu ritmo cardíaco. Quando os batimentos cardíacos desaceleram, a reação de angústia também se reduz.

Uma estratégia é contar durante a respiração, como inspirar contando até sete e expirar contando até onze, ou alguma outra variação que funcione para você.

Reservar um tempo para praticar as técnicas de respiração lenta é um grande investimento. Elas são uma ferramenta de controle da angústia que funciona no calor do momento. Você pode usá-las em qualquer lugar, a qualquer hora, e ninguém precisa nem mesmo saber que está fazendo isso. Um dos meus exercícios favoritos é a respiração quadrada. É só realizar os passos a seguir.

Caixa de ferramentas: Respiração quadrada

Passo 1. Fixe o olhar em alguma coisa quadrada ou retangular: uma janela próxima, uma porta, a moldura de um quadro ou a tela do computador.

Passo 2. Fixe o olhar no canto inferior esquerdo e, enquanto inspira, conte até quatro e corra os olhos até o canto superior esquerdo.

Passo 3. Prenda a respiração por quatro segundos, enquanto corre os olhos pela parte superior até o canto oposto.

Passo 4. Enquanto expira, percorra com os olhos a lateral direita, até o canto inferior, tornando a contar até quatro.

Passo 5. Prenda a respiração por quatro segundos, enquanto volta a olhar para o canto inferior esquerdo, a fim de começar de novo o processo.

Ou seja, você inspira por quatro segundos, prende a respiração por quatro segundos, expira por quatro segundos e prende a respiração por quatro segundos. Concentrar-se em algum objeto com quatro lados pode funcionar como um guia e ajudar você a manter a atenção na respiração, minimizando a probabilidade de se distrair cedo demais. Se você tentar fazer isso por alguns minutos e sentir que ainda não está funcionando, continue. Seu corpo leva algum tempo para reagir.

Uma dica adicional é praticar isso todos os dias, nos momentos em que você não esteja sentindo angústia. Se você usar bastante um recurso, ficará muito mais fácil lançar mão dele quando se sentir oprimido pelo medo.

Movimento

Outra ferramenta que tem efeitos quase instantâneos e exige muito pouca prática para ser dominada é o exercício físico. Quando a sua reação de angústia é desencadeada, seus músculos se enchem de oxigênio e adrenalina, prontos a se movimentar com rapidez. Se você não se movimentar para queimar esse combustível, seu corpo será como um foguete com os motores ligados e nenhum lugar para ir. E assim surgem o tremor, os sacolejos, o suor e a ânsia de andar para lá e para cá dentro de casa.

O exercício é uma das melhores ferramentas para controlar a angústia porque ele segue o curso natural da sua reação à ameaça. Seu corpo fica preparado para se movimentar. Deixe-o fazer isso e ele poderá usar a energia e os hormônios do estresse que produziu para reencontrar o equilíbrio.

Se você está tendo um dia estressante, tente fazer uma corrida rápida ao ar livre, ou passar meia hora intensa batendo em um saco de pancada. O movimento físico realmente livrará seu corpo do estresse físico, para que, quando você se deitar para relaxar, possa sentir-se calmo e adormecer com mais facilidade, o que o ajudará a se recompor ainda mais.

Minha dica extra aqui é que o exercício também constitui uma ferramenta poderosa de prevenção. Por isso, procure exercitar-se mesmo nos dias em que não sentir angústia. Com isso, você estará se preparando para ter um dia melhor amanhã. A sua saúde mental agradecerá.

Resumo do capítulo

- Quando estamos angustiados, nossa respiração se acelera e cada inspiração é mais superficial.
- Para acalmar o corpo, respire mais devagar e mais profundamente.
- Tente tornar a expiração mais longa e mais vigorosa do que a inspiração.
- Passe algum tempo fazendo isso para que a reação de angústia comece a se reduzir.

CAPÍTULO 25

O que fazer com os pensamentos angustiantes

Como muitas outras crianças no começo da década de 1990, eu tinha permissão para ficar acordada até um pouco mais tarde às sextas-feiras para assistir a *Casualty*, um programa de televisão sobre um departamento hospitalar de acidentes e emergências. Um dado episódio (e o único de que me lembro até hoje) foi sobre um homem que morava no sexto andar de um edifício. Ocorre um incêndio no andar inferior e ele fica preso. Não muito depois, eu estava deitada pensando naquilo. *O que eu faria se minha casa pegasse fogo? Será que a casa está pegando fogo agora? Como eu poderia saber? E se eu não acordasse a tempo? Talvez devesse tentar ficar acordada. Talvez devesse abrir a porta do quarto e olhar lá para baixo.* Fiquei deitada ali, de olhos arregalados, experimentando mentalmente diferentes cenários, imaginando acordar a minha irmã mais nova, que estava no quarto comigo, abrir a porta para uma nuvem de fumaça, abrir as janelas e gritar por ajuda. Pouco depois, o brilho suave que entrava pelo painel de vidro acima da porta do quarto começou a se assemelhar cada vez mais ao brilho amarelo do fogo. Permaneci imóvel e calada, incapaz de me mexer, tentando escutar os sons de estalidos e esperando a fumaça.

Naquela noite, não apenas acreditei que um incêndio na minha casa era possível, como o vi acontecer repetidamente na minha cabeça. Acreditei em todos os cenários, como se estivessem acontecendo. Rodei aquilo mentalmente, repetidas vezes, como se fosse um filme.

Quando uma ideia inquietante aparece na cabeça, é como passar ao lado de um acidente de automóvel: você não consegue deixar de olhar. Não é à toa que as ideias de perigo exigem atenção. O cérebro oferece uma história sobre o que pode estar acontecendo e, se houver uma probabilidade de que ocorra a pior das situações, é melhor você estar preparado.

Como expliquei no capítulo anterior, o cérebro age um pouco como um alarme detector de fumaça. Toda vez que você intui uma ameaça à sua volta, esse alarme é acionado e diz a seu corpo para entrar no modo de sobrevivência. Chama-se a isso reação de luta ou fuga. Seu corpo se prepara para combater a ameaça, ou para fugir mais depressa do que você jamais se imaginou capaz de correr.

O detector de fumaça foi feito para disparar o alarme quando existe incêndio. É uma ferramenta necessária à sobrevivência. Assim como o detector de fumaça, a angústia pode ser desencadeada até quando não estamos realmente correndo perigo. Mas, quando você queima a torrada e soa o alarme do detector, você não o desinstala. Se você entende por que ele está ali e como funciona, pode começar a trabalhar com ele, fazer ajustes, abrir uma janela. Deu para entender a ideia, certo? Não podemos eliminar a nossa reação de sobrevivência. Não seria bom que o fizéssemos. Podemos, no entanto, aprender sobre o que a exacerba e fazer ajustes para que seja possível detectar alarmes falsos e agir de acordo com isso.

Tome distância

Os pensamentos não são fatos. São palpites, histórias, lembranças, ideias e teorias. São uma criação oferecida pelo cérebro como uma explicação potencial das sensações que experimentamos em um dado momento. Sabemos que eles não são fatos porque são muito influenciados pelas nossas condições físicas (hormônios, pressão arterial, ritmo cardíaco, digestão, hidratação, para citar apenas alguns exemplos), por cada um dos nossos sentidos e pelas nossas lembranças de experiências anteriores.

E o que significa isso para aquelas ideias angustiantes que pintam na nossa cabeça? Significa que o poder dessas ideias e de quaisquer outras depende de quanto acreditamos nelas, de quanto achamos que elas são um reflexo verdadeiro da realidade. A melhor maneira de desarticular o poder que esses pensamentos exercem sobre o nosso estado emocional é, em primeiro lugar, tomar certa distância deles. Como é que nos distanciamos de algo que está dentro da nossa cabeça?

Há diversas maneiras de nos distanciarmos dos pensamentos. A atenção plena é uma grande habilidade que devemos começar a praticar para desenvolver a capacidade de observar os pensamentos e deixar que passem, sem que sejamos aprisionados por eles. Mas a conscientização dos tipos de pensamentos tendenciosos que são propensos a surgir quando estamos angustiados também ajuda. Se você reparar no pensamento tal como ele é – um palpite tendencioso – e rotulá-lo como tal, poderá manter esse pensamento a uma certa distância. Então a sua mente o verá como apenas uma perspectiva possível. Nesse caso, você estará em uma situação muito melhor para considerar as alternativas.

Um modo de afastar-se dos pensamentos angustiantes é usar a linguagem distanciada. Ela ajuda a diminuir a intensidade da emoção. Em vez de dizer "vou fazer papel de bobo nesse discurso", diga "estou me vendo fazer papel de bobo; noto que essas ideias desencadeiam sentimentos de angústia". Sei que pensar ou falar dessa maneira pode parecer esquisito a princípio, mas nos ajuda a tomar distância dos pensamentos e a vê-los como uma experiência, e não como nós mesmos.

Outra maneira de tomar distância dessas ideias, e a minha favorita, é escrevê-las. Isso não é exclusivo dos pensamentos angustiantes. Toda vez que você quiser distanciar-se e ter uma nova perspectiva do seu estado emocional ou da sua situação, escreva tudo o que estiver pensando e sentindo. Ler o que você escreveu na página pode ser um modo poderoso de processar e compreender a sua experiência com uma visão panorâmica.

Identifique as ideias tendenciosas que fazem você se sentir pior

Há alguns pensamentos tendenciosos que costumam surgir quando nos sentimos angustiados:

Catastrofismo

O catastrofismo ocorre quando a mente salta para o pior cenário possível e o oferece a você como uma previsão do que pode acontecer a seguir. Esse cenário se desenrola para você como um filme de terror que se repete na sua mente. Trata-se de uma previsão possível, mas não é a única. Quando a exibimos repetidamente na cabeça e acreditamos nela como uma certeza absoluta, a angústia aumenta. Em um capítulo anterior, mencionei a intensificação do meu medo de altura e minhas primeiras tentativas de enfrentá-lo. No alto da Torre de Pisa, minhas ideias de que eu estava prestes a morrer foram pensamentos catastrofistas que se repetiram diversas vezes. Ocorre que eles eram apenas um fim possível daquela história, uma vez que o fim real foi este: desci a escadaria e continuei com as minhas férias.

Personalização

Personalização é quando temos informações limitadas ou vagas sobre o mundo e as entendemos como se nos dissessem respeito. Por exemplo, vou andando pela calçada e vejo uma amiga do outro lado da rua. Chamo seu nome e dou um adeusinho, mas ela não acena de volta. Imediatamente minhas ideias personalistas me dizem que ela deve estar com raiva de mim. Devo ter dito algo que a ofendeu. Talvez todos os nossos amigos andem falando de mim, e eu, que pensava ter amigos, agora não tenho nenhum.

Existem milhares de alternativas para a história que a minha mente me ofereceu como explicação do ocorrido. Talvez minha amiga não tenha me ouvido. Talvez costume usar lentes de contato e esteja sem elas. Talvez tenha acabado de ter uma tremenda briga em casa e não suporte falar com ninguém, por medo de irromper em pranto no meio da rua. Talvez estivesse presa em pensamentos. A lista continua, indefinidamente. A personalização tendenciosa requer a nossa atenção porque é focada na ameaça. Se, de repente, meus amigos me detestam, isso é algo em que preciso me concentrar.

Filtro mental

Filtro mental é a tendência de nos atermos a todas as informações que fazem com que nos sintamos mal, e de desprezar todas as informações que poderiam colaborar para que nos sentíssemos melhor. Digamos que você poste algo em uma rede social e receba cinquenta comentários. Quarenta e nove desses comentários são positivos e animadores. Um é negativo e aponta para alguma coisa sobre a qual você já se sentiu inseguro. O filtro mental age quando concentramos a atenção nesse único comentário negativo e deixamos de considerar os outros 49. O filtro mental estava em ação, com certeza, quando me concentrei no fato de que a Torre de Pisa estava se inclinando e deixei de considerar que ela continuava de pé fazia séculos, e contava com uma grande equipe de profissionais para monitorar constantemente a sua segurança.

O cérebro tem uma predileção natural por se concentrar nas informações ameaçadoras porque é sua tarefa nos manter seguros. Se já estamos estressados ou angustiados, ele se empenha ainda mais nisso. Ele recebe as informações do corpo, que não está muito bem, e começa a escutar o ambiente (e a memória) em busca de razões possíveis. É nessa hora que o filtro mental entra em ação. O cérebro tem a missão de dar sentido aos sintomas da angústia. Mas, quando conseguimos perceber o filtro mental em ação, podemos reconhecer a tendenciosidade das informações em que estamos nos concentrando e optar, intencionalmente, por considerar as outras informações disponíveis.

Supergeneralização

A supergeneralização se dá quando selecionamos uma experiência e a aplicamos a todas. Se você fez uma entrevista de emprego e foi rejeitado, as ideias supergeneralizadoras podem soar como: "Jamais conseguirei um emprego, então de que adianta me candidatar a outra vaga?" Ou, depois de um rompimento: "Eu estrago todas as relações, então nunca mais vou sair com ninguém." A supergeneralização piora a angústia por duas razões: leva a um pico mais intenso de emoção, porque transforma um problema em um problema maior; e, em segundo lugar, é comum ela nos fazer evitar a mesma situação no futuro, o que alimenta a angústia e a torna muito mais difícil de enfrentar.

Rotulação

A rotulação é parecida com a supergeneralização, mas envolve tomar um evento ou uma época e usá-los para tecer juízos globais sobre quem você é como pessoa.

Se você passa por um período aflitivo na vida e, a partir daí, rotula-se como uma pessoa angustiada, você começa a formar um conceito a respeito de si mesmo e da sua identidade, e isso tem impacto em como você espera sentir-se e se portar no futuro. Todas as emoções, comportamentos e períodos da nossa vida são temporários e não refletem, necessariamente, quem somos em caráter permanente.

Agir dessa maneira impacta as emoções construídas pelo cérebro para o futuro. Ao contrário, reconhecer a especificidade da experiência como temporária ajuda você a se distanciar, como pessoa, das experiências que encontra no caminho. É muito mais difícil mudar uma identidade de pessoa angustiada do que simplesmente reduzir a angústia.

Verifique os fatos

Uma vez que o poder de qualquer pensamento reside no quanto acreditamos que ele seja um reflexo verdadeiro da realidade, questionar os pensamentos pode ser um processo muito útil. Quando uma ideia está causando aflição, faz sentido verificar se ela é uma notícia falsa ou se vale a pena nos angustiarmos tanto com ela. Questionar os pensamentos é um processo simples. No começo, é mais fácil fazê-lo em retrospectiva, depois do acontecimento. Se você observar ideias angustiantes, pode percorrer os seguintes passos para questioná-las:

1. Anote o pensamento angustiante.
2. Trace uma linha vertical no centro da sua página para criar duas colunas. Como um advogado que pondera os fatos, escreva uma lista de todos os indícios de que a ideia é um fato verdadeiro. Os indícios só contam quando são capazes de aparecer no tribunal como provas.
3. Na segunda coluna, liste todos os indícios de que a ideia não corresponde a um fato.

4. Se o exercício revelar que o pensamento angustiante é menos factual do que você acreditava a princípio, será uma boa hora para começar a considerar reflexões alternativas sobre a situação.

Esse exercício é muito simples, mas pode ser útil simplesmente para abalar a sua crença inicial no pensamento e criar a oportunidade de considerar interpretações alternativas.

Entretanto, se você achar que isso leva apenas a uma discussão interna sobre a veracidade do pensamento, a técnica se tornará menos útil. Se isso acontecer, abandone esse exercício e use, em vez dele, outras técnicas disponíveis para se distanciar do pensamento.

Controle seu foco de atenção

Era 1º de janeiro de 2010. Eu estava vestindo um macacão azul, por cima da roupa, e fechando seu zíper frontal de olhos cerrados. Respirei fundo, como se fosse a última vez que inspirava. Senti-me nauseada. Enxuguei o suor das palmas das mãos na frente do macacão. Abri os olhos e vi Matthew sorrindo para mim.

– Está pronta? – Ele tinha um sorriso enorme no rosto.

Não retribuí o sorriso.

– Não.

Tornei a inspirar e meus ombros se elevaram. Ficaram levantados e tensos, enquanto eu respirava por entre os lábios franzidos. *Por que diabos fui concordar com isto?* Caminhamos para a porta que levava à parte inferior da Ponte da Baía de Sydney. Comecei a menear a cabeça em sinal afirmativo e a dizer a mim mesma que eu era capaz. Saímos em uma passarela de metal estreita por cuja grade eu enxergava o chão lá embaixo. Soltei alguns palavrões e me agarrei com força às barras de metal de cada lado. Senti vontade de chorar. Matt me perguntou se estava tudo bem e me disse para continuar seguindo em frente. Suas palavras foram como um fósforo acendendo a chama, e eu rebati:

– Eu *estou* andando! De quem foi a p**** dessa ideia? Odeio isso!

Então me dei conta de que ainda estávamos apenas na parte inferior da ponte e de que aquilo só pioraria dali em diante. Quando começamos a subir os degraus para chegar à ponte, os músculos das minhas pernas sacudiam com tanta violência que chegavam a doer. Tive a vaga noção de estar emitindo pequenos ruídos, que ficavam em algum ponto entre um gemido e um resmungo. Eu sabia que não havia como voltar, e então continuei a pôr um pé à frente do outro. Ao chegarmos ao topo da ponte, que tem 134 metros de altura, o guia parou e se virou para nós.

Por que ele está parando? Por que ele está parando? Soltei mais alguns palavrões.

Ele disse alguma coisa sobre a paisagem e não me interessei. Em seguida, pediu que todos nos virássemos e olhássemos para trás. Eu não queria desagarrar nenhuma das mãos das barras de metal. Virei então o corpo tanto quanto foi possível sem soltá-las.

Foi nessa hora que vi Matthew ajoelhado, segurando uma caixinha com um anel.

As lágrimas já estavam por ali, prontas para rolar. Consegui soltar as barras por uma fração de segundo, só para poder virar inteiramente o corpo antes de tornar a agarrá-las.

Durante todo aquele nosso lindo momento, minhas mãos continuaram firmemente agarradas ao corrimão.

O grupo aplaudiu e começou a seguir adiante para atravessar o centro da ponte e descer do outro lado. Paramos por um momento para conversar. Comecei perguntando como ele tinha conseguido arranjar aquilo. Ele explicou ao longo do percurso. Eu estava sorridente, dando risadas e abanando a cabeça. Matt explicou que os familiares que moravam ali em Sydney e os membros da família que tinham feito a viagem conosco estavam todos nos observando, do restaurante em frente aos degraus que fomos descendo. Olhei para lá e vi todos acenando. Retribuí o aceno com uma das mãos e levantei o anel com a outra.

Então me dei conta de que não estava me segurando. Não tinha me segurado em todo o trajeto da descida.

O nosso cérebro absorve e processa inúmeras informações, em todos os segundos de todos os dias. Mas o mundo à nossa volta oferece uma quantidade infindável de informações. Se o nosso cérebro tentasse processar todas, não conseguiríamos funcionar. Por isso, ele faz escolhas sobre aquilo em que se concentrar. A nossa atenção é como um holofote. Temos controle desse holofote, mas não podemos controlar os atores que entram no palco. Não podemos controlar o tempo que eles passam ali, o que dizem ou quando se retiram. O que podemos fazer é focalizar o refletor em um ou dois deles de cada vez. Quando ajustamos o nosso foco em pensamentos angustiantes, que nos contam histórias de cenários terríveis e nos trazem imagens da nossa incapacidade de lidar com eles, esses pensamentos e imagens têm a oportunidade de repassar ao cérebro a informação de que não está tudo bem. Quando deslocamos o foco da atenção para outros pensamentos em cena, que oferecem uma história diferente, eles também influem na nossa reação corporal. Enquanto nos concentramos neles, os outros pensamentos podem não sair do palco. Podem ficar por ali, à espera do retorno do holofote. Sem esse facho de luz, porém, detêm menos poder sobre o nosso estado emocional.

A história do meu noivado é um exemplo bastante extremo, mas permaneceu comigo demonstrando o poder do foco de atenção. Em toda a subida da ponte, eu estava concentrada em como poderia morrer acidentalmente naquele dia. Em todo o trajeto da descida, estava concentrada em viver.

É claro que não podemos depender de uma proposta de casamento surpresa para desviar a nossa atenção dos nossos pensamentos catastrofistas todos os dias. Mas exercer o poder de direcionar o foco de atenção é uma ferramenta poderosa. Não é o mesmo que bloquear pensamentos. Quando tentamos eliminar da cabeça um pensamento e não tê-lo de jeito nenhum, o pensamento passa a surgir mais do que nunca. É assim que as pessoas ficam presas em círculos viciosos de pensamentos intrusivos. Se você não se dispõe a tê-los, você os terá. Ao pensar que não quer ter essas ideias angustiantes, você dirige o seu foco para elas. Quando opta por desviar o foco para outros pensamentos, as ideias angustiantes podem permanecer presentes. Você continua ciente de que estão ali, mas elas não são as estrelas do espetáculo.

Quando essas ideias angustiantes surgem e você vira o foco para elas, pondo-se a ruminar o evento temido no futuro, isso faz com que seu corpo reaja. E não é só: toda vez que você visualiza mentalmente o pior cenário, o de algo terrível lhe acontecendo sem que você saiba lidar com o fato, você constrói uma experiência que seu cérebro usa para desenvolver seus conceitos ou moldes para o mundo. Quanto mais você repete isso, mais facilmente o seu cérebro vai recriá-lo.

O lugar para onde você dirige o foco da atenção ajuda a construir a sua experiência. Por isso, aprender a assumir o controle desse refletor é, na verdade, um investimento na sua futura experiência emocional do mundo.

E quando não há outros atores no palco? Como escolher em que mais pensar, quando estamos bem treinados na preocupação?

Em que focar a atenção – um novo diálogo interno

Os pensamentos angustiantes são focados na ameaça. Quando ficamos imersos neles, eles realimentam o corpo e o cérebro de forma a acelerar a resposta à ameaça. Para reduzir essa reação, precisamos cultivar, ao contrário, um fluxo de pensamento que promova a calma.

Quando o meu filho passou por uma cirurgia aos 2 anos, o inchaço do rosto fez com que seus olhos ficassem completamente fechados. Ele acordou de um cochilo sem poder abrir os olhos. Conseguia ouvir todos os sons estranhos da unidade de terapia semi-intensiva: uma porção de máquinas apitando, passos e vozes que ele não reconhecia. Sua reação de luta ou fuga disparou e ele gritou por mim. Ficou inconsolável até que eu chegasse, segurasse suas mãos e conversasse com ele. Eu não podia fazê-lo enxergar. Não podia alterar sua dor. Não tinha nenhuma palavra mágica para fazer aquilo tudo desaparecer. Simplesmente falei em seu ouvido, com calma, assegurando-o de que eu estava ali e de que ele estava seguro. A pessoa que o protegia estava presente e não ia a lugar algum. Desse momento em diante, sua capacidade de aceitar e atravessar aquela situação assustadora não foi nada menos do que extraordinária. Nos dias seguintes, seus olhos permaneceram fechados, mas ele continuou a viver, a brincar com seus brinquedos e a se divertir. A compaixão o havia ajudado a se sentir suficientemente seguro para enfrentar o mundo, mesmo quando não estava tudo bem.

Quando recebemos bondade e compaixão, isso reduz a intensidade de nossa reação de ameaça e permite que nos sintamos mais seguros. Isso acontece quer a bondade venha de outra pessoa, quer de nossos próprios pensamentos. Mudar nossa maneira de conversar conosco modifica a química cerebral e o estado emocional.

Não é fácil. Um dia de autocompaixão não vai superar uma vida inteira de prática de autocríticas e autoagressões. Trata-se de uma prática vital que precisa de trabalho constante, mas que pode mudar nossa vida. Lembre-se: a compaixão nem sempre é o mais fácil. Não se trata de dizer que não há nada a ser temido. Trata-se daquele treinador de voz calma e firme em seu ouvido, que incentiva você, lhe dá apoio e recorda que você pode e vai atravessar aquele momento.

Um dos meus modos favoritos de voltar a atenção para um processo de pensamento compassivo é perguntar a mim mesma: se eu estivesse ajudando um amigo a passar por isso, o que lhe diria e como o diria? O melhor tipo de treinador não é aquele que corre para nos resgatar, mas o que é franco conosco e nos incentiva a encontrar forças dentro de nós para atravessar os momentos difíceis, para que possamos descobrir a nossa própria força.

Ressignifique

Ao término da formação clínica, eu tinha que passar por uma defesa de tese oral. Trata-se de uma prova mais parecida com uma entrevista, na qual a pessoa senta-se diante de uma banca de especialistas e responde a perguntas sobre a pesquisa que fez. No dia da minha defesa, cheguei à universidade e entrei na sala de espera em que tínhamos de aguardar para ser chamados. Quando estava sentada ali, ouvindo o meu coração bater descompassado, uma colega de formação voltou para a sala de espera com lágrimas rolando pelo rosto. Soluçava quando um membro da direção pôs o braço em seu ombro e a conduziu para fora da sala. Todos os demais pares de olhos na sala se arregalaram e se entrecruzaram, apavorados. Algo deu um nó no estômago de todos nós. Levantei-me, saí da sala e passei por um orientador que me desejou boa sorte. Em seguida, deu-me um dos melhores conselhos que já recebi na vida.

Ele me disse para tentar aproveitar o exame. Disse-me que essa era uma oportunidade de mostrar tudo que eu havia aprendido e em que havia trabalhado durante aqueles anos de formação. Disse que essa era a única ocasião em que alguém leria a íntegra da minha tese e demonstraria um interesse genuíno por ela, de modo que era minha chance de aproveitar para compartilhar esse interesse. Voltei à sala de espera, assentindo com a cabeça e sorrindo. O que não percebi, até me sentir em um terreno mais seguro, foi que ele me ajudara a ressignificar toda a experiência. Nada se modificou na situação altamente tensa que eu estava enfrentando. Mas passei da condição de um coelho paralisado diante dos faróis altos de um carro para a criação de uma experiência que incluiu uma mescla de coragem, prazer e empolgação.

Do mesmo modo que a minha defesa de tese foi ressignificada e passou de risco a desafio, você pode usar essa mesma técnica com outras experiências que, de outra maneira, interpretaria como uma ameaça, ou como algo que você seria incapaz de enfrentar. Ressignificar não equivale a negar os riscos inerentes a uma dada situação. Continuou a haver o risco de eu ser reprovada no meu exame. Mas, se eu optasse por focar a atenção exclusivamente nesse risco, minha reação de estresse poderia ser muito pior e, provavelmente, eu teria muito mais dificuldade para me apresentar.

A ressignificação ocorre quando você se permite reinterpretar a situação de um modo que o ajude a atravessá-la. Ressignificar uma experiência como desafio pode nos ajudar a passar da ânsia de fuga para uma ânsia um pouco mais controlada de luta. Podemos caminhar em direção a algo, intencionalmente. O passo seguinte pode ajudar a instaurar a ressignificação.

Considere seus valores e sua identidade

Quando as ideias angustiantes dominam o foco, precisamos trazer para o palco os pensamentos sobre o que mais nos importa. Faz sentido basear algumas decisões no medo – se a vida está em perigo, é nessa hora que tais pensamentos nos são mais valiosos. Porém, a vida se torna mais rica e mais plena quando tomamos nossas decisões com base nos nossos valores e naquilo que é mais importante.

Um modo fácil de fazê-lo é responder a perguntas do tipo: "Por que isso é tão importante para mim? Daqui a um ano, quando eu me lembrar deste momento, por qual ato ou reação me sentirei mais orgulhoso e mais grato? Que tipo de pessoa quero ser nesta situação? O que quero representar?"

Seus valores também podem se tornar parte da sua identidade. Quer você deseje ser uma pessoa aventureira, uma pessoa saudável e sarada, ou uma pessoa sociável e amistosa, saber disso com clareza pode ajudar a suscitar um conjunto de pensamentos que sejam uma alternativa aos pensamentos angustiantes. Se você se angustia com a ideia de iniciar uma conversa, mas decidiu que vai ver a si próprio como alguém que é sociável e amistoso, isso ajuda a criar um molde, um conceito de como você se comportará em situações sociais, mesmo que a ansiedade esteja cochichando em seu ouvido para evitar conversas. Ou talvez eu escolha a minha identidade como sendo a de alguém que vive com coragem. Nesse caso, posso me perguntar como eu reagiria a uma dada situação. Qual seria o meu próximo gesto, se fosse baseado na coragem? Que reação eu me orgulharia de anotar no meu diário, hoje à noite, e de rememorar no ano que vem, ao pensar nesse momento?

Resumo do capítulo

- Tome distância dos pensamentos angustiantes, identificando e nomeando as ideias tendenciosas.
- Lembre-se de que, mesmo quando os pensamentos angustiantes exigem uma atenção constante, você pode controlar o foco da sua atenção.
- A bondade reduz o grau da nossa reação de ameaça, venha essa bondade de outra pessoa ou de dentro da nossa própria cabeça.
- Ressignificar uma ameaça como desafio convida-nos a ser corajosos.
- Aja de acordo com os seus valores para basear as suas decisões no que é mais importante, e não no medo.

CAPÍTULO 26

O medo do inevitável

O maior de todos os medos é o da nossa mortalidade. Todo ser humano convive com a inevitabilidade de que a vida tem que chegar ao fim, e com a certeza última de que não sabemos exatamente quando ou como isso acontecerá. Esse temor do conhecido e do desconhecido ameaça constantemente solapar nossa paz e nossa alegria no aqui e agora. Até mesmo pensar na perspectiva da nossa morte pode fazer com que nos sintamos impotentes e aterrorizados, o que pode, paralelamente, desencadear um sentimento de falta de sentido da vida.

Para alguns, o medo da morte invade diretamente a vida cotidiana, levando a uma preocupação com a perspectiva da morte a todo instante. Para outros, ele pode fervilhar de maneiras inesperadas, disfarçado de outros temores, aparentemente menores, a respeito da saúde e de riscos diversos. Ambos têm o potencial de perturbar e até destruir nossa qualidade de vida.

Já se argumentou que o medo da morte é subjacente a muitos outros problemas de saúde mental (Iverach *et al.*, 2014). A angústia relativa à saúde enche-nos de medo de adoecer e de ir para o hospital, e acabar morrendo em meio à dor. É comum pessoas com crise de ansiedade interpretarem a palpitação cardíaca como um sintoma de infarto, e o pavor de acreditarem estar à beira da morte desencadeia um ataque de pânico. Muitas fobias específicas, sejam elas de altura, de cobras ou de sangue, centram-se todas em previsões de que a morte é mais possível quando em contato com essas coisas.

A perspectiva da morte é constante ao longo de toda a nossa vida, mas não podemos viver nesse estado constante de medo. Assim, nós nos resguardamos adotando inúmeros comportamentos de segurança que nos protegem dessa ameaça reiterada. Podemos impor limitações rigorosas de assumir qualquer risco, e tentar alcançar a imortalidade por meio da fama ou da fortuna, ou através das nossas ligações com outras pessoas e de como queremos ser lembrados por elas. E quem pode nos censurar? Irvin Yalom, professor emérito de psiquiatria da Universidade Stanford, descreve isso perfeitamente no seu livro *De frente para o sol*: "Não é fácil viver cada momento com a plena consciência da morte. É como tentar encarar o sol no rosto: há um limite para quanto se pode suportá-lo."

Ele também sugere que, "embora o caráter físico da morte nos destrua, a ideia de morte nos salva". Nesse sentido, nossa própria angústia humana relacionada à morte não é apenas um incômodo a ser eliminado. Enfrentar a consciência da morte também pode se tornar um instrumento profundo para encontrar um novo propósito de vida. A certeza da morte pode definir o sentido que damos à vida e nos ajudar a escolher como viver, com uma intenção mais criteriosa. Também a esse respeito, o significado que atribuímos à morte pode ter impacto no nosso bem-estar de hoje (Neimeyer, 2005).

Na minha pesquisa envolvendo sobreviventes de câncer de mama, muitos deles relataram transformações positivas de vida, que atribuíram a terem ficado frente a frente com a morte. Essa experiência desencadeia uma onda de medo, ao mesmo tempo que convida a uma reavaliação do significado que cada pessoa vai atribuir ao seu tempo finito. Escores mais altos nas reações ao trauma associaram-se a um crescimento pós-traumático maior e a transformações positivas de vida.

Mas não temos que chegar tão perto da morte para encarar o que ela significa para nós. Na terapia de aceitação e compromisso (TAC), podemos fazê-lo explorando a ideia do nosso próprio funeral, ou pensando nos nossos heróis pessoais que já não estão vivos. Esses exercícios convidam-nos a considerar a vida não apesar do fato de que ela termina, mas por causa disso. Ficar cara a cara com perguntas sobre o que queremos que a nossa vida represente pode nos perturbar e transformar. Embora isso possa ser doloroso, não se trata de nos demorarmos nessa angústia, mas de darmos poder à escolha. Por exemplo, você pode imaginar que foi capaz de levar a vida de acordo com o que é mais importante. Em seguida, permite-se considerar como seria isso. Se você tivesse vivido com o sentido e o propósito que escolheu, qual teria sido o seu comportamento no dia a dia? Em que você teria trabalhado com afinco? O que teria deixado de lado? Com que teria se comprometido, mesmo que não pudesse ser capaz de concluir?

Explorar a morte dessa maneira pode nos ajudar a compreender com clareza o que é importante agora.

Nosso medo da morte parece impossível de eliminar porque sabemos que ela vai acontecer. O medo é compreensível e a previsão é realista, mas as nossas crenças irrealistas em torno da morte pioram um medo racional. Deixam-no muito pior, a ponto de ele poder interferir na vida normal do dia a dia. Essas crenças podem ser algo do tipo "a minha família não conseguirá enfrentar a vida sem mim", ou "a dor da morte será uma tortura".

Quando falamos do nosso medo da morte, a maioria das pessoas reage tentando reduzir esse medo, questionando a probabilidade de que a morte aconteça em um futuro próximo. A intenção por trás disso costuma ser boa, mas não é útil, pois todos sabemos que a morte acontecerá em algum momento, e todos sabemos que pode acontecer sem aviso prévio. Quando tentamos evitar o medo da morte, tentando acreditar que estamos a salvo dela neste exato momento, é inevitável que esse mesmo medo reapareça em algum outro lugar quando formos lembrados da fragilidade da vida.

O que buscamos é a necessidade de uma aceitação profunda da certeza da morte como parte da vida e da incerteza de como ela acontecerá. Para alguns, essas duas realidades são a fonte do sentido da própria vida. Outros tentam não pensar na morte e viver como se ela pudesse não acontecer, caso se mantenham suficientemente seguros. Evitamos tudo que tenha relação com a morte. Evitamos falar dela e vê-la. Esses padrões de evitação constroem-se em torno de coisas que percebemos como arriscadas, e nossas estimativas sobre o nível de risco começam a aumentar juntamente com o nível da nossa angústia a esse respeito.

Quando isso acontece, podemos desenvolver múltiplas fobias. Contudo, a menos que abordemos o medo da morte, uma fobia só se acalma ao ser substituída por outra.

Assim, o que podemos fazer quando o medo do pior nos consome e sabemos que, decididamente, ele acontecerá? Em última análise, se quisermos levar uma vida plena, sem que a vida cotidiana seja perturbada pelo nosso medo da morte, devemos descobrir o nosso caminho para a aceitação dela como parte da vida. Aceitação não quer dizer que a morte seja algo desejado por nós. Trata-se de abrir mão da luta contra o que não podemos controlar.

Aceitar a morte não é a mesma coisa que abrir mão da vida. Muito pelo contrário. A aceitação da morte nos permite dar sentido à vida. Por sua vez, desenvolver um sentido na vida e trabalhar para viver de acordo com ele pode nos permitir aceitar a morte como algo natural.

Isso pode modificar o nosso estilo de vida. Podemos viver de um modo que seja guiado pelos nossos valores e que tenha significado. Podemos prestar mais atenção às coisas que mais nos importam e viver com um propósito.

A perda de alguém que conhecemos e o luto resultante podem nos colocar em contato com a nossa mortalidade. Se essa pessoa pode morrer inesperadamente, eu também posso. O que isso significa para mim e para a minha vida? Que sentido tem o dia de hoje?

Mude sua relação com a morte

Há maneiras diferentes de as pessoas cultivarem o sentimento de aceitação da morte. Três delas, listadas a seguir, foram originalmente propostas por Gesser, Wong e Reker (1988).

- **Aceitação religiosa** – Alimentar crenças sobre uma vida após a morte ou sobre a possibilidade de ir para alguma forma de paraíso permite ao indivíduo cultivar a aceitação de sua mortalidade.
- **Aceitação de fuga** – Para os que experimentam grande sofrimento na vida, a morte pode ser aceita ou até aguardada, por ser percebida como um alívio possível, uma fuga desse sofrimento.
- **Aceitação neutra** – Trata-se de quando a morte é percebida como não sendo nem agradável nem um modo de fugir do sofrimento, mas uma parte natural da vida sobre a qual não temos controle.

Experimente: Um exercício às vezes usado na TAC é nos imaginarmos escrevendo nosso epitáfio. Se você pudesse escrever algumas linhas na sua lápide, o que gostaria que constasse ali? Não se trata de um palpite sobre o que os outros diriam; é um modo de você explorar aquilo que gostaria de representar, o significado de acordo com o qual deseja viver a partir de hoje (Hayes, 2005).

Para quem talvez tenha dificuldade com esse exercício, recomenda-se trabalhar com o apoio de um terapeuta.

Procure explorar algumas de suas crenças sobre a morte que fazem esse temor piorar. Cada um de nós alimenta numerosas crenças úteis ou prejudiciais sobre a morte. Um exemplo seria considerar que, de algum modo, a morte é injusta e não deveríamos ter de passar por ela. Tal crença tende a alimentar a angústia e a aumentar a aflição quando tocamos nesse assunto. Vale a pena explorar e questionar algumas dessas crenças. Entretanto, parte desse trabalho nos mobiliza emocionalmente de tal maneira, que convém fazê-lo ao lado de uma pessoa de confiança. Pode ser alguém que você conheça, ou um terapeuta que possa guiar você nesse processo.

Caixa de ferramentas: Escreva para desvendar seu medo da morte

A escrita expressiva sobre o assunto pode nos ajudar a explorar o medo da morte, pois permite que nos afastemos e nos situemos realisticamente, mantendo-nos em contato com nossas reflexões e descobertas feitas no caminho. Você pode parar a qualquer momento e retornar à tarefa quando se sentir mais à vontade.

Enfrentar o medo da morte não é fácil, e é aí que um terapeuta de excelente formação pode fazer uma enorme diferença. Para quem não tem acesso a essa opção, um amigo ou um ente querido de confiança também pode ser um grande apoio, já que esse medo é algo que todos enfrentamos.

Eis algumas perguntas rápidas às quais você pode responder no seu diário, na terapia ou em uma conversa de apoio com uma pessoa querida:

- Quais são os seus medos a respeito da morte? Como eles aparecem na sua vida cotidiana?
- Quais de suas crenças sobre a morte são diferentes para outras pessoas?
- O que essas diferenças indicam?
- De que modo suas experiências passadas de términos ou perdas moldaram suas crenças sobre a vida e a morte até aqui?
- Que comportamentos lhe trazem a sensação de estar a salvo da morte?
- O que você gostaria que a sua vida significasse ou representasse?
- Que marcas você gostaria de deixar depois da sua passagem por aqui?
- Que ações e escolhas reais você pode fazer hoje rumo a esse próximo capítulo da sua vida?
- Imagine que, em um futuro distante, você esteja perto do fim da vida e voltando os olhos para este capítulo que está apenas começando. Para que você viesse a olhar para trás com um sorriso no rosto, sentindo-se contente e satisfeito com as escolhas feitas e com a maneira como abordou cada dia, como precisaria ter sido sua vida cotidiana?
- Para que este próximo capítulo da sua vida viesse a se tornar o mais significativo e dotado de propósito, o que ele incluiria?
- Para que a sua noção de morte viesse a aprimorar a sua vida, em vez de diminuí-la, como ela deveria ser?

Resumo do capítulo

- Nosso medo coletivo da morte é um medo do conhecido e do desconhecido.
- Para algumas pessoas, ver a morte de perto acarreta crescimento e transformações positivas de vida.
- Aceitar a morte não é o mesmo que desistir da vida, muito pelo contrário.
- A aceitação da morte nos permite dar sentido à vida.

PARTE 7

Sobre o estresse

CAPÍTULO 27

O estresse é diferente da angústia?

Estresse e angústia são termos que passaram a ser amplamente usados como palavras genéricas que abarcam um conjunto variado de experiências. Não é incomum ouvir pessoas dizerem que estão estressadas e que, por isso, sua angústia piorou – e às vezes também dizem o inverso. O resultado é que a maioria delas usa essas palavras indiscriminadamente para descrever um número quase infinito de experiências. As pessoas podem estar estressadas com os prazos no trabalho ou angustiadas por encontrarem uma aranha no banheiro. Podem se sentir estressadas porque se atrasaram por conta de uma fila nos correios, ou porque perderam o emprego e não conseguem pagar o aluguel. Outra pessoa pode descrever essas mesmas situações como angustiantes.

Você notará, no entanto, que dedico neste livro partes separadas para cada uma dessas sensações. A experiência do que chamamos de estresse é construída pelos mesmos mecanismos cerebrais que constroem as emoções (Feldman Barrett, 2017). O cérebro recebe constantemente informações do corpo sobre as demandas do mundo externo e tenta descobrir quanto esforço será necessário. Ele procura equiparar a quantidade de energia liberada no corpo às demandas do mundo externo para garantir que nada seja desperdiçado. Quando nosso estado fisiológico interno se sente em consonância com o ambiente, quase todos interpretamos isso como um sentimento positivo, mesmo que envolva o estresse – por exemplo, quando nos sentimos com muita vitalidade e prontos para uma grande competição esportiva. No entanto, quando o ambiente interno não combina com as demandas do mundo externo, tendemos a interpretar isso como negativo – como quando estamos cansados mas agitados e não conseguimos dormir, ou quando estamos tão estressados que não conseguimos nos concentrar nas perguntas de uma prova ou de uma entrevista de emprego. Nessas ocasiões, tendemos a achar que somos incapazes de lidar com as demandas envolvidas nesses cenários.

Tanto o estresse quanto a angústia estão relacionados ao estado de alerta. Mas, para os propósitos deste livro, a angústia é associada ao sentimento de medo e às ideias de preocupação excessiva que acompanham essa experiência. Por outro lado, o estresse que se experimenta em uma fila dos correios teria um significado diferente do da angústia. Se você se sente estressado na fila, talvez seja porque ainda tenha muitos afazeres no dia. Esse pico de tensão aumenta o seu estado de alerta a fim de ajudá-lo a decidir continuar na fila ou cuidar de outra prioridade. Se o sentimento é de angústia, talvez esteja associado a pensamentos de que algo perigoso ou ameaçador possa estar prestes a acontecer.

Portanto, embora os mecanismos do estresse e da angústia sejam os mesmos, nós os conceituamos de maneiras diferentes. Se você está deitado na cama e ouve barulho de vidro quebrando no andar de baixo, sua reação de estresse se inflama, porém é mais provável que você ressignifique essa sensação como angústia e medo. Talvez sinta vontade de combater a ameaça ou de fugir. A reação de estresse é diferente quando você teme ficar desempregado ou não conseguir equilibrar seu trabalho com a criação dos seus filhos. Essas questões não são percebidas como um perigo imediato; não podemos combatê-las nem fugir delas como se assim fossem.

Apesar de termos simplificado a reação de estresse como uma condição de luta ou fuga, na realidade ela pode se manifestar de muitas maneiras. Pode haver diferenças na proporção dos hormônios liberados, nas alterações cardiovasculares e em outras reações fisiológicas, que se combinam para formar experiências psicológicas diferentes e anseios comportamentais distintos.

Sentimos estresse quando o nosso cérebro nos prepara para fazer algo. Seja levantar de manhã, iniciar uma apresentação no trabalho ou dirigir um automóvel, o cérebro dá energia para aumentar o estado de alerta e garantir que estejamos prontos para reagir ao ambiente, seja ele qual for. O cortisol, que todos conhecemos como o hormônio nocivo do estresse, na verdade faculta essa liberação rápida de energia na corrente sanguínea, sob a forma de glicose, para servir de combustível. Os pulmões e o coração começam a trabalhar mais depressa para fornecer a energia necessária, proveniente do oxigênio e do açúcar, aos principais músculos e ao cérebro. A adrenalina e o cortisol então ajudam os músculos a fazer a utilização mais eficiente dessa energia. Você está preparado para enfrentar quaisquer desafios que lhe sejam apresentados – é o seu corpo trabalhando da melhor maneira possível. Seus sentidos se aguçam e o seu cérebro processa as informações com mais rapidez.

Quando o cérebro fornece esses recursos, ele espera receber algo de volta em termos de repouso ou nutrientes. No entanto, quando não recebe nada em troca, há uma carência. Se isso acontece repetidamente, os recursos do seu corpo não se recompõem. Se você não dorme o suficiente ou não se alimenta bem, ou se discute com seu cônjuge todos os dias, essa carência aumenta. Com o tempo, o organismo debilitado passa a ter dificuldades para se defender e se torna vulnerável a doenças.

Quando você enfrenta uma ameaça à sua sobrevivência, o que experimenta é uma resposta de luta ou fuga. Mas, quando você lida com uma situação estressante que não constitui uma ameaça imediata, talvez experimente algo mais parecido com uma *resposta de desafio*, que lhe permite ficar à altura do problema, porém com sensações menos parecidas com medo intenso e mais semelhantes a uma agitação.

O estresse antecipatório é experimentado quando podemos prever que algo estressante acontecerá e exigirá muito de nós. Você sabe que vai sentir nervosismo e estresse na entrevista de emprego da semana seguinte, e por isso começa a temer esse desafio antes da hora. Quando entendemos mal a situação e prevemos repetidamente que vamos enfrentar um desafio com o qual não saberemos lidar, ficamos angustiados porque começamos a temer o incômodo fisiológico e psicológico dessa tensão. Quando o estresse é desencadeado por uma ameaça física e o corpo é ativado para se mexer, o processo de movimentar-se e buscar segurança faz o corpo voltar à linha basal. Mas, quando continuamos a desencadear a resposta de estresse por fatores psicológicos, a perturbação fisiológica não dura tão pouco e não há um caminho claro para trazer de volta a calma. É aí que começamos a ficar encrencados, prejudicando nossa saúde física, nossa saúde mental e nosso comportamento (Sapolsky, 2017).

Resumo do capítulo

- Os termos estresse e angústia são muitas vezes usados para descrever as mesmas sensações.
- Quando somos capazes de atender às demandas do ambiente, tendemos a nos sentir bem, mesmo quando isso envolve estresse.
- O que sentimos como estresse é o nosso cérebro nos preparando para agir.
- O cérebro comanda a liberação de energia que aumenta o nosso estado de alerta para reagirmos ao ambiente.
- Costumamos associar a angústia ao medo, porém ela pode ser uma das manifestações de estresse para atender às nossas necessidades.

CAPÍTULO 28

Por que reduzir o estresse não é a única solução

Reduzir o estresse, quando possível, costuma ser uma boa ideia. Mas a redução do estresse é vista com muita frequência como uma solução para administrá-lo, e nunca consegui concordar com isso. Uma das razões é o fato de isso ser uma ideia vaga, com a qual ninguém sabe realmente o que fazer. Além disso, muitos estressores não são negociáveis.

Embora parte do estresse na nossa vida seja algo pelo qual optamos (o estresse de uma competição esportiva, ou da preparação para um grande evento, como uma cerimônia de casamento), o estresse mais intenso que enfrentamos não costuma ser opcional. Uma situação de muita tensão pode ser a entrada de um boxeador no ringue, mas também pode ser a entrada no hospital para saber os resultados de uma biópsia, ou mesmo uma análise financeira que indica que você pode perder a sua casa. Esses são momentos que trazem enormes reações de estresse e demandam ferramentas em tempo real que nos ajudem a enfrentá-los da maneira mais sadia e eficiente possível.

Nós, seres humanos, temos uma relação de amor e ódio com o estresse. Gostamos da emoção de um filme de terror ou da velocidade da montanha-russa. Buscamos ativamente esses picos de tensão e os antecipamos com uma excitação enorme. Podemos nos sentir sem controle, mas sabemos que será só por um instante. Temos medo, mas ao mesmo tempo estamos certos de que viveremos para contar a história; mantemos um controle suficiente para interromper a experiência a qualquer momento. Com níveis muito baixos de estresse, a vida é maçante; com uma dose suficiente, a vida é atraente, divertida e desafiadora. Estresse em demasia, por sua vez, ameaça todos esses benefícios (Sapolsky, 2017). Precisamos de um bom equilíbrio entre a previsibilidade e a aventura.

Do mesmo modo que nem todas as emoções são ruins, o estresse também nem sempre é nocivo. Não se trata de uma disfunção nem de uma fraqueza do nosso cérebro ou do nosso corpo. Ele é uma série de sinais que podemos usar para compreender aquilo de que precisamos.

O estresse tem efeitos positivos de curto prazo. A liberação de adrenalina na reação de estresse ajuda a combater as infecções bacterianas e virais no corpo, acelera os batimentos cardíacos, aguça a função cognitiva e dilata as pupilas. Tudo isso nos ajuda a ter foco, avaliar nosso entorno e reagir para atender às suas demandas.

A visão popular nos leva a crer que o estresse é um mecanismo ultrapassado de sobrevivência, que já não é necessário. Quando começamos a sentir seus efeitos, palpitação no peito e palmas suadas, acreditamos não estar conseguindo enfrentar as situações, ou supomos que o corpo está nos deixando na mão. Interpretamos como uma falha do sistema ou um sinal de perturbação que precisa ser resolvida. Mas a história não se resume a esse preto no branco. O estresse nem sempre é nocivo, e a nossa meta principal nem sempre precisa ser eliminá-lo.

A ciência nos ensinou sobre os perigos do estresse, mas também revelou uma história mais completa sobre a sua função, mostrando como podemos usá-lo em nosso benefício e qual é a melhor maneira de recarregar a mente e o corpo para impedir que ele se torne perigoso.

Por isso, quando você sente os sinais de estresse ao iniciar uma apresentação no trabalho ou na escola, o seu corpo está ajudando você a ter o seu melhor desempenho. Nessas situações, não queremos calma e serenidade completas; queremos estar alertas e lúcidos para alcançar nossos objetivos. O que não queremos é que o estresse seja tão intenso a ponto de surtir um efeito nocivo no nosso desempenho, ou provocar em nós a fuga e a evitação. Aprender a reduzir o volume desse estresse quando não precisamos dele, e a aumentá-lo quando necessário, é a base do manejo saudável do estresse.

É impossível desvincular o estresse de uma vida com propósitos. Sejam quais forem os seus valores pessoais, tudo aquilo por que você se esforça e trabalha vai exigir uma resposta de estresse para que você chegue lá. A reação de estresse é uma grande ferramenta para permitir que atinjamos nossos objetivos. Muitas vezes, as coisas mais importantes para nós são as que têm o potencial de nos trazer mais tensão. Se é algo importante, vale a pena lutar. Portanto, sentir estresse não é apenas uma indicação de problemas, ou um sinal de alerta para problemas de saúde. O estresse pode também refletir uma vida dedicada às coisas importantes, uma vida dotada de propósito e sentido. Quando aprendemos a usá-lo em nosso benefício e a reduzir a sua intensidade quando necessário, o estresse pode ser a nossa ferramenta mais valiosa.

Resumo do capítulo

- O estresse nem sempre é o inimigo; ele também é a nossa ferramenta mais valiosa.
- Aprender a restaurar o organismo depois de um período de estresse é mais realista do que tentar eliminá-lo.
- O estresse nos ajuda a ter um bom desempenho e a fazer o que importa, mas não fomos feitos para ficar constantemente estressados.
- Precisamos do estresse para ter uma vida divertida e desafiadora, mas estresse em excesso compromete os benefícios.

CAPÍTULO 29

Quando o estresse bom se torna ruim

A reação de estresse rende melhor quando é de curto prazo e limitada. Quando as circunstâncias causam um estresse contínuo que não podemos modificar, ou quando não sabemos como reduzir essa tensão, o nosso corpo não é recompensado pelo seu esforço. Imagine dirigir em uma via expressa com a segunda marcha engrenada. Você pode manter essa velocidade por certo tempo antes que aconteça um estrago.

Quando o estresse se mantém por longos períodos, nosso cérebro recorre a comportamentos mais habituais, que exigem menos energia. A nossa capacidade de controlar os impulsos, de recordar informações e de tomar decisões fica prejudicada. Com o tempo, o sistema imunológico também é afetado. A curto prazo, a adrenalina consegue ajudar nossa função imunológica a combater infecções bacterianas e virais. Em prazos mais longos, no entanto, a produção excessiva de adrenalina e os padrões anormais de cortisol associam-se à redução da expectativa de vida (Kumari *et al.*, 2011). Quando a adrenalina respalda repetidamente o nosso sistema imunológico, através do estresse crônico, e depois paramos e a adrenalina se reduz, o sistema imunológico faz o mesmo. É por isso que é tão comum ouvirmos falar de pessoas que trabalham loucamente durante meses, quase 24 horas por dia, e que, quando finalmente param para tirar férias, adoecem quase de imediato.

O esgotamento (também chamado de *burnout*) é um termo usado para descrever a resposta ao estresse prolongado e excessivo no trabalho, embora o emprego remunerado não seja o único ambiente em que podemos experimentar esse fenômeno. Cuidadores, pais, mães e voluntários também podem sofrer com isso.

É frequente as pessoas descreverem que se sentem emocionalmente exaustas, extenuadas, como se estivessem raspando o fundo do tacho e não lhes restasse nenhum recurso. Elas podem se sentir desligadas de outras pessoas ou de si mesmas. Muitas vezes, relatam achar que lhes falta competência no trabalho ou em casa, e dizem já não ter o mesmo sentimento de realização de antigamente.

O esgotamento acontece quando a nossa resposta de estresse de curto prazo é desencadeada repetidamente, durante um período prolongado, sem podermos repousar o suficiente nem nos recuperar nos intervalos. É comum haver um desequilíbrio crônico entre a pessoa esgotada e um destes itens:

1. **Controle**. Falta dos recursos necessários para satisfazer as demandas que enfrenta.
2. **Recompensa**. Pode ser financeira quando se trata de trabalho, mas também pode ser um sentimento de reconhecimento social ou reconhecimento do próprio valor, seja no ambiente profissional, seja em qualquer outro.
3. **Comunidade**. Falta de interação humana positiva e da sensação de ter apoio social ou fazer parte de um grupo.
4. **Desigualdade**. Percepção de desigualdade em qualquer dos outros fatores desta lista, como quando algumas pessoas têm suas necessidades mais atendidas do que outras, ou quando as exigências recaem mais sobre uns do que sobre outros.
5. **Valores**. Quando as demandas enfrentadas pelo indivíduo estão em conflito direto com seus valores pessoais.

Sejamos claros. O *burnout* é um grave problema de saúde. Quem acha que pode estar sofrendo disso precisa agir o mais rapidamente possível. Temos, no entanto, que ser realistas. Há pressões a que é possível dizer não (como aceitar aquele trabalho extra após uma semana de 50 horas trabalhadas), mas há outras em que isto não é possível (como uma doença física, pressões financeiras ou o estresse afetivo após o término de um relacionamento).

Quando você luta para manter um teto e alimentar seus filhos todos os dias, trabalhando em dois empregos enquanto tenta ser o melhor pai ou mãe, não existe a opção de simplesmente eliminar o estresse da sua vida e entrar em uma idílica rotina matinal de meditação e ioga. Mas lidar com o esgotamento não precisa parecer uma fotografia de férias. Viver com grandes exigências, com a tensão associada a elas, e continuar cuidando da saúde é como um trabalho de equilibrista em que você vai oscilar em uma direção e na outra. Não há solução mágica que resolva tudo; o que funciona para ajudar uma pessoa a equilibrar as demandas pode não ser realista para outra.

Quando não conseguimos reduzir o estresse ou ficamos sobrecarregados por tempo demais, esse estresse pode se tornar crônico. Os sinais do estresse crônico variam para cada pessoa, mas listo alguns a seguir.

Sinais de estresse crônico:

- Sono frequentemente perturbado.
- Alterações do apetite.
- Agitação e irritabilidade mais frequentes que podem ter impacto nas relações.
- Problemas de concentração e foco nas tarefas.
- Problemas para se desligar e descansar, mesmo quando se está exausto.
- Dores de cabeça ou tonturas persistentes.
- Dores musculares e tensão.
- Problemas estomacais.
- Problemas sexuais.
- Maior dependência de comportamentos viciantes, como fumar, beber ou comer em excesso.
- Sensação de sobrecarga e evitação de pequenos estressores que normalmente pareceriam controláveis.

Experimente: Se você acha que pode estar sofrendo de *burnout*, procure responder às perguntas a seguir. Depois reflita sobre as suas respostas e sobre o que isso significa para você. Existem formas de medir o esgotamento (Kristensen *et al.*, 2005, e Maslach *et al.*, 1996), mas é você o especialista na sua experiência pessoal. Refletir sobre como a sua situação atual vem influenciando a sua saúde pode ajudá-lo a reconhecer quando as coisas precisam mudar.

- Com que frequência você se sente emocionalmente esgotado?
- Ao acordar de manhã, você se sente exausto só de pensar em tudo o que precisa fazer?
- Quando você tem algum horário de folga, resta-lhe energia suficiente para aproveitar esse tempo?
- Você está sempre se sentindo suscetível a doenças físicas?
- Você se sente capaz de lidar com problemas tais como surgem e quando surgem?
- Você acha que seus esforços e suas realizações valem a pena?

A comunicação entre o cérebro e o corpo é uma via de mão dupla. Isso significa que, quando o corpo fica sob estresse durante muito tempo, as mensagens persistentes a esse respeito introduzem mudanças no cérebro, que, pode ser muito adaptável, tenta regular o corpo. É por isso que o estresse é tão prejudicial à saúde física e mental; ele afeta todos os aspectos e todas as partes do indivíduo (McEwen & Gianaros, 2010).

Ao tentar administrar o estresse e usá-lo em nosso benefício, e ao mesmo tempo nos manter saudáveis, precisamos contar com a restauração. Quanto maiores são as demandas que atendemos, maior a nossa necessidade de reposição. Quanto maior o estresse acumulado, maior o número de válvulas de escape de que precisamos para processá-lo e abrir espaço para as demandas contínuas.

A boa notícia é que podemos reduzir os efeitos do estresse no corpo com algumas ferramentas simples, que descreverei no próximo capítulo.

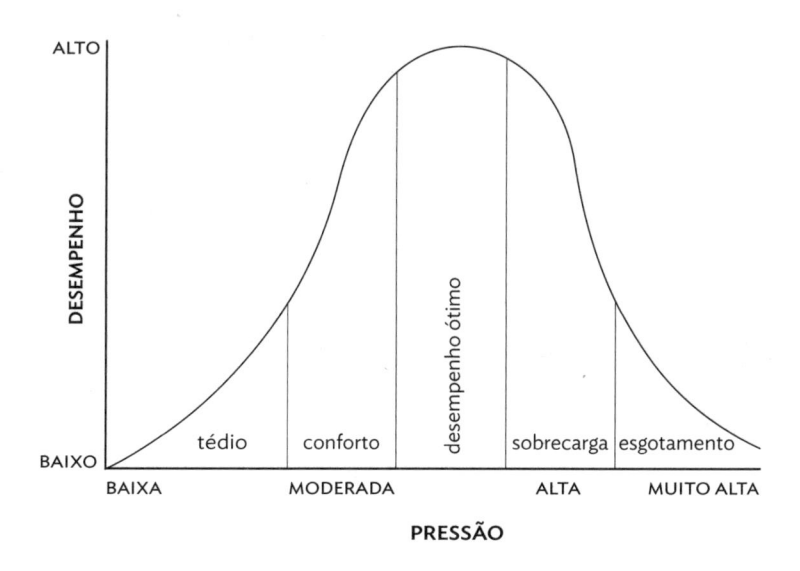

Figura 9: Curva do estresse. Certo grau de estresse ajuda a alcançar o melhor desempenho. Ultrapassado esse nível, o desempenho entra em declínio.

Resumo do capítulo

- A reação de estresse funciona melhor quando tem curta duração.
- O estresse crônico é como tentar dirigir um carro na autoestrada com a segunda marcha engrenada. Há um limite suportável para se manter assim antes que ocorra um estrago.
- O esgotamento (*burnout*) não se restringe ao ambiente de trabalho.
- Não existe solução mágica que funcione para tudo. O equilíbrio certo para uma pessoa pode não ser realista para outra.
- Se você está manifestando sinais de esgotamento, preste atenção a eles e responda de imediato, começando a atender às suas necessidades.

CAPÍTULO 30

Faça o estresse trabalhar por você

Na parte 6, sobre o medo, mencionei técnicas de respiração como uma forma rápida de acalmar o corpo e a mente (ver páginas 165 e 166). Essas técnicas são igualmente úteis no estresse. A sua respiração pode ter um impacto direto no seu ritmo cardíaco e no seu nível de tensão ou calma. Quando você inspira, o diafragma se movimenta para baixo, criando mais espaço no peito, o que permite que o coração se expanda mais e o ritmo do fluxo sanguíneo se torne mais lento. Quando o cérebro recebe informações sobre isso, o seu trabalho é enviar um sinal para acelerar o coração.

Em contrapartida, quando você expira, o diafragma se movimenta para cima, deixando um espaço menor para o coração, de modo que o sangue passa por ele mais depressa. Isso faz com que o seu cérebro envie sinais para diminuir o ritmo cardíaco.

- Quando a expiração é mais longa e mais vigorosa do que a inspiração, isso faz o coração bater mais devagar e acalma o corpo.
- Quando a inspiração é mais longa do que a expiração, você fica mais alerta e ativo.

Por isso, uma das maneiras mais imediatas de começar a acalmar a reação de estresse é tornar as expirações mais lentas e mais vigorosas do que as inspirações.

Vale notar que o objetivo, quando você sente a sobrecarga de estresse, não é passar de um estado agitado e preocupado para um estado relaxado e meditativo. Quando o mundo é exigente conosco, queremos estar alertas. À medida que for usando técnicas de respiração como essa, você notará que a sua capacidade mental de pensar com clareza e de solucionar problemas ficará mais aguçada. Nesse sentido, não estamos tentando fazer tudo desaparecer e induzir um relaxamento supremo, mas deixar você nas melhores condições possíveis para que possa usar os benefícios da reação de estresse (por exemplo, o estado de alerta) e diminuir as desvantagens (por exemplo, preocupação e sobrecarga).

No entanto, caso esteja se dedicando a praticar o relaxamento ou tenha interesse em trabalhar a respiração, você pode utilizar essa técnica por períodos mais longos para promover o estado físico de relaxamento profundo. Este tende a ocorrer quando você dispõe de mais tempo e não tem distrações ou demandas concorrentes. Entretanto, quando você está plenamente focado e precisa agir, a técnica de inspiração prolongada é uma boa escolha para atravessar o momento.

Volte para os outros

Tenho certeza de que a maioria dos pais se identifica com a experiência de estar deitado na cama e visualizar mentalmente o que faria na eventualidade de um incêndio em casa. Você percorre cada cenário possível de como conseguiria pegar cada um dos seus filhos com a máxima rapidez. De que modo essa necessidade de proteger se encaixa em reações de luta ou fuga? Essas questões não se resumem a reações desse tipo. Importar-se com os outros e protegê-los é uma parte tão integrante do nosso instinto de sobrevivência quanto combater esse incêndio ou fugir dele. Algumas situações estressantes podem levar a um comportamento mais egoísta, porém outros cenários levam-nos a ser ainda mais cuidadosos com quem nos cerca.

Pesquisas também mostram que, quando nos concentramos em cuidar dos outros em momentos de estresse, isso altera a nossa química cerebral de tal modo que produz sentimentos de esperança e coragem

(Inagaki & Eisenberger, 2012). Isso ajuda até mesmo a nos proteger dos efeitos nocivos do estresse crônico, bem como do trauma. Assim, o cuidado com os outros torna-se uma fonte de resiliência (McGonigal, 2012). Essa reação de zelo e estima diante do estresse pode ter evoluído para a proteção da prole, mas a resposta de estresse é genérica, o que significa que podemos aplicar os mesmos sentimentos de coragem a qualquer situação encontrada. A ligação com os outros nos ajuda a nos recuperarmos do estresse.

O isolamento social, por si só, deixa a mente e o corpo sob grande tensão. Cumprimentar pessoalmente quem amamos e participar plenamente das nossas relações são atitudes que mitigam os efeitos do estresse de curto e longo prazos.

Metas

Muito daquilo a que estamos expostos, especialmente na indústria do autoaprimoramento, está relacionado ao que o indivíduo deve fazer para ser o melhor possível, destacar-se da multidão e ser excepcional. Uma das primeiras perguntas que ouvimos ao conhecer novas pessoas é: "O que você faz?" Trata-se de uma pergunta compreensível, mas que reflete o foco nas carreiras. As metas de vida costumam ser estabelecidas a partir de um ponto de vista competitivo, em que todos lutam para se provarem suficientes por meio de símbolos de suas realizações. Somos levados a crer que a felicidade é algo que encontraremos depois de nos tornarmos excepcionais. Muitas pessoas descobrem que não é bem assim da maneira mais difícil, por meio do esgotamento e de crises de saúde mental.

Mas a ciência começa a desarticular essa falácia. As pessoas que constroem sua vida com base em metas focadas em si mesmas são mais vulneráveis à depressão, à angústia e à solidão. Já as que estruturam suas metas com base em algo maior do que elas mesmas tendem a se sentir mais esperançosas, agradecidas, inspiradas e empolgadas, e têm mais bem-estar e satisfação na vida (Crocker *et al.*, 2009). Todos, é claro, às vezes nos concentramos em nós mesmos, às vezes em metas maiores. Temos a capacidade de nos deslocar entre essas inclinações, o que é crucial. Basta refletir um pouquinho sobre como nossas escolhas e esforços podem ajudar uma causa maior para modificarmos a nossa experiência de estresse. Quando nos concentramos no modo como nossos atos, grandes ou pequenos, podem ajudar outras pessoas, exibimos uma reação de estresse menor nas situações difíceis e exigentes (Abelson *et al.*, 2014).

E o que significa isso na vida real? Quando fazemos um esforço consciente, durante eventos estressantes, para ligar o nosso empenho aos nossos valores e fazer diferença para terceiros, constatamos ser mais fácil lidar com o estresse. Alteramos de tal maneira o significado da nossa luta, que ficamos motivados a perseverar, e não a fugir e evitar o estresse. A prova torna-se menos ameaçadora porque ela deixa de estar relacionada a uma comprovação do nosso valor pessoal. O nosso valor pessoal torna-se inerente aos nossos esforços de fazer a diferença.

Experimente: Como deslocar o foco para algo maior do que si mesmo.

Quando você se sentir sob tensão e notar o desejo de fuga ou evitação, relembre seus valores. Faça-se perguntas deste tipo:

- Como é que este esforço ou esta meta se enquadram nos meus valores?
- Que tipo de contribuição quero dar?
- Que diferença quero que minhas ações façam para outras pessoas?
- O que quero representar durante tudo isto? O que os meus esforços significam para mim?

Caixa de ferramentas: Use a meditação para administrar o estresse

A meditação não é um sistema de crenças nem um modismo da Nova Era. Ela é uma técnica que, como a ciência vem descobrindo, surte um efeito poderoso no cérebro e na nossa qualidade de vida. Cientistas continuam a revelar mais detalhes do processo, mas o que se sabe é que ele modifica a estrutura e a função do cérebro de maneiras que nos ajudam a reduzir o estresse e melhorar nossa capacidade de regular a emoção.

Quando estamos tensos, esses tendem a ser os períodos em que temos ainda menos tempo para descansar. A ioga nidra é uma técnica de meditação que promove repouso e relaxamento profundos. É uma técnica simples, comumente realizada usando-se um áudio guiado de meditação que nos conduz por exercícios de percepção (por exemplo, concentração na respiração e em certas áreas do corpo). Ela tem sido cada vez mais examinada por pesquisadores nos últimos anos e tem mostrado reduzir o estresse (Borchardt *et al.*, 2012), melhorar o sono (Amita *et al.*, 2009) e aumentar o bem-estar geral. A maioria das meditações guiadas dura trinta minutos, porém pesquisas recentes sobre meditações de onze minutos também mostraram que até doses menores de ioga nidra podem ajudar a combater o estresse em pessoas que não podem meditar por mais tempo (Moszeik *et al.*, 2020).

Portanto, quando as demandas são grandes e o tempo é curto, parar um pouco para praticar a ioga nidra seria uma opção melhor do que passar dez minutos navegando pelas redes sociais.

A meditação não é uma panaceia. Tal como o exercício físico, ela é mais uma ferramenta potencialmente poderosa que temos dentro da nossa caixa. Há inúmeros e diferentes tipos de meditação, mas aqui vão algumas das práticas que foram examinadas por pesquisadores:

- Meditação da atenção plena. Esta é amplamente promovida e ensinada como parte de várias abordagens terapêuticas psicológicas. Ela desenvolve a habilidade mental de permanecermos atentos ao momento em que estamos e observarmos as sensações, sem fazermos juízos de valor nem ficarmos aprisionados neles. É uma ótima ferramenta a utilizar no calor do momento para nos ajudar a lidar com o estresse e com as emoções experimentadas. Aumenta a nossa capacidade de afastar a mente de ideias referentes ao passado ou ao futuro e de observar as experiências como separadas dos juízos e dos significados que lhes atribuímos.

- Meditações que usam imagens ou mantras (uma palavra ou expressão que tenha sentido ou importância para você) ou objetos que ajudem a concentrar a atenção.
- Meditações guiadas que nos ajudam a cultivar a compaixão e a bondade.

Praticar a atenção plena não significa ficar cercado de velas e meditar o dia inteiro. Ser plenamente atento é prestar atenção ao momento e observar as sensações à medida que elas vêm e passam, sem nos deixarmos aprisionar nessas sensações nem lutar contra elas. Aderir a essa prática significa ficarmos abertos e curiosos para experimentar, sem juízos de valor e sem a precipitação de atribuir sentido às sensações. A meditação permite que pratiquemos a atenção plena. Assim como aprendemos a dirigir por meio de aulas de direção até que essa atividade se torne instintiva, o mesmo se dá com o aprendizado da prática da atenção plena a partir da meditação.

Portanto, quer você já medite e queira introduzir essas habilidades na sua atividade cotidiana, quer tenha dificuldade com a meditação mas deseje ficar mais atento ao mundo à sua volta, eis algumas formas pelas quais você pode pôr em ação essa ferramenta:

Caminhe com atenção plena

- Comece notando a sensação nas solas dos pés: qual é a sensação quando elas entram em contato com o chão? Qual o movimento do pé ao se levantar do chão e se deslocar para a frente. Quanto tempo ele passa em contato com o chão?
- Observe os movimentos dos seus braços ao andar. Não tente modificá-los; apenas observe.
- Amplie a sua consciência com o intuito de observar o corpo inteiro e reparar na sensação de estar se impelindo para adiante. Observe quais partes do corpo precisam se mover para ajudar nesse processo e quais partes permanecem quietas para acomodar o processo.
- Expanda mais a atenção para se concentrar nos sons ao redor.

- Procure reconhecer os sons que normalmente você não notaria, sempre observando a partir de uma postura isenta de juízos de valor.
- Toda vez que sua mente divagar e começar a lhe contar uma história diferente, devolva delicadamente a atenção à sua experiência de caminhar no momento presente.
- Observe tudo o que você consegue ver enquanto caminha. As cores, as linhas, as texturas e o movimento da sua percepção visual ao passar.
- Enquanto respira, concentre a sua atenção na temperatura do ar e em qualquer aroma, ou na ausência dele.

Tome banho com atenção plena

Para muitos de nós, o banho matinal é a hora em que a nossa mente começa a trabalhar no planejamento do dia, preocupando-se com tudo o que precisamos fazer, ou temendo o momento em que teremos de sair da água quente e iniciar o dia. Esses poucos minutos, entretanto, são uma grande oportunidade para praticar a atenção plena. Há no banho muitas informações sensoriais inusitadas, se comparadas ao restante do dia, e por isso algumas pessoas têm mais facilidade de se ancorar no presente enquanto estão sob o chuveiro.

- Concentre a sua atenção na sensação da água batendo no corpo. Note em que lugar ela bate primeiro e quais partes do corpo não estão em contato com a água.
- Note a temperatura da água.
- Observe os aromas do sabonete e do xampu.
- Feche os olhos e ouça os sons.
- Observe o vapor e as gotículas de água no ar, ou veja como elas pousam em diferentes superfícies.
- Note quaisquer sensações do corpo enquanto você está no chuveiro.

Escove os dentes com atenção plena

- Concentre a sua atenção no sabor.
- Perceba a sensação da escova de dente à medida que ela se movimenta.
- Observe os movimentos da sua mão e a firmeza do punho com que você segura a escova.
- Escute os sons da escovação e da água corrente.
- Note as sensações ao enxaguar a boca.
- Toda vez que sua mente divagar, guie delicadamente a atenção de volta às várias sensações do processo que está acontecendo neste exato momento.
- Procure reparar nessa atividade, que você pratica todos os dias, com a mesma curiosidade que reserva para algo que lhe é inteiramente novo.

Você pode fazer a mesma coisa com qualquer atividade cotidiana, seja ela nadar, correr, tomar café, guardar a roupa lavada ou pôr roupa para lavar. Simplesmente escolha uma atividade cotidiana normal e siga as dicas para se empenhar nessa atividade com atenção plena.

Lembre-se: se você notar que a sua mente continua a divagar, isso não quer dizer que esteja entendendo mal. Toda mente divaga constantemente e dá sentido ao mundo. A atenção plena não é a concentração última e ininterrupta; é o processo de observar o momento em que a sua mente desvia o foco e optar intencionalmente por redirecioná-lo para o momento presente.

Assombro

Assim como a meditação pode nos ajudar a nos distanciarmos dos nossos pensamentos e emoções, há outra experiência que parece surtir um efeito similar. O assombro (ou deslumbramento) é a sensação de estarmos diante de algo que é vasto e ultrapassa a nossa compreensão momentânea das coisas. Podemos vivenciar esse deslumbramento diante da beleza, do mundo natural e de uma habilidade excepcional. Isso ocorre em momentos que nos obrigam a reavaliar e repensar as coisas para absorver uma nova experiência. Esse assombro vai desde estar frente a frente com um líder poderoso e carismático até fitar o céu noturno e contemplar o universo, bem como as próprias possibilidades de apenas ter nascido. Algumas vivências de assombro surgem em experiências que ocorrem uma vez na vida, como assistir ao nascimento de uma criança. Com outras, podemos ter ligações mais frequentes – talvez ao caminhar pela mata, contemplar o mar ou ouvir um grande cantor.

Pesquisas em psicologia têm negligenciado essa área até aqui, mas vemos o deslumbramento ser usado pelas pessoas para se desligarem dos detalhes confusos da vida cotidiana e ampliarem o foco, saindo das coisas pequenas para o mundo mais amplo e para algo que pareça imensamente maior. Entretanto, desde o nascimento do campo da psicologia positiva, pesquisas começam a reconhecer a importância das emoções positivas, e não apenas da erradicação das negativas (Frederickson, 2003).

Há certa relação entre o deslumbramento e a gratidão, mas ainda faltam evidências empíricas disso. Ao ouvir relatos de experiências de assombro, escuto pessoas falando de se sentirem pequenas e, ao fazê-lo, serem capazes de reconhecer com mais facilidade o que é mais importante. Isso parece acarretar um sentimento de gratidão e deslumbramento por terem a oportunidade de estar vivas. E não é necessário que você more em uma praia da Tailândia ou tenha acesso às cataratas do Niágara. Isso pode ser sentido a partir de ideias e imagens. Muitos gurus de autoajuda e palestrantes motivacionais dizem que a chance de nascer é uma em 400 trilhões. Essa ideia é difícil até de compreender e nos obriga a passar um tempo tentando reconhecer a sorte que tivemos por receber essa chance de vida, mesmo que por um curto período. Tais reflexões desencadeiam um sentimento de deslumbramento ou assombro, bem como uma relação com algo maior do que si mesmo. Nada melhor do que nos sentirmos pequenos no vasto universo para reduzirmos o nosso estresse e sermos reconfortados por essa nova perspectiva. Na tentativa de absorver isso na mente, tudo precisa de um remanejamento, e a pessoa ganha uma perspectiva ligeiramente nova sobre aquilo que a esteja consumindo.

Por isso, ao lidar com o estresse, por que não explorar aquilo que desencadeia um sentimento de assombro, quer se trate de passar um tempo com animais ou na natureza, assistir a apresentações extraordinárias ou contemplar as estrelas? É útil documentar essas experiências, talvez em um diário, para que seja possível compreender o efeito que elas surtem e, mais tarde, voltar às lembranças, mesmo que não seja possível retornar ao local onde originalmente elas se formaram.

Resumo do capítulo

- Modificar algo tão simples como a maneira de respirar exerce impacto sobre os níveis de estresse.
- A ciência tem nos mostrado que a meditação surte um efeito significativo no cérebro e na nossa maneira de lidar com o estresse.
- O contato com outras pessoas nos ajuda a nos recuperarmos do estresse. O isolamento social deixa a mente e o corpo sob grande tensão.
- As metas baseadas em contribuição, em vez de competição, ajudam-nos a continuar motivados e a perseverar, mesmo sob estresse.
- Busque experiências de assombro ou deslumbramento para modificar a sua perspectiva de vida.

CAPÍTULO 31

Enfrente, quando for importante

Somos tão bombardeados por informações sobre como o estresse é nocivo, que a maioria das intervenções se concentra em nos livrarmos das fontes estressantes e introduzirmos mais repouso e relaxamento na vida. Mas o que significa isso para os acontecimentos não negociáveis que causam estresse? Como enfrentar a onda de tensão quando se está a caminho de uma entrevista de emprego ou de uma prova? Como lidar com esses momentos e continuar em ação? Quando se está sob alta pressão, todas as maravilhosas pesquisas sobre como relaxar começam a parecer menos úteis. Não se pode parar tudo e fazer um exercício de relaxamento profundo no meio de uma prova, e jurar que seremos menos perfeccionistas ao entrarmos na única entrevista de emprego obtida em meses não nos deixa menos estressados. Nessas situações, o que realmente precisamos é de ferramentas claras para lidar com o estresse a fim de ter um bom desempenho e aprender com a experiência. Precisamos saber como enfrentar ativamente as demandas dessas situações não negociáveis de alta pressão.

Se há uma hora em que o estresse funciona em nosso benefício, é nessas situações de curto prazo e alta pressão. A meta não é, portanto, eliminar o estresse e ir passeando para a entrevista com o mesmo relaxamento experimentado no sofá de casa. Em vez disso, a chave é usar os benefícios da pressão, sem deixar que ela nos sobrecarregue e tenha um efeito prejudicial no nosso desempenho.

Mindset – sua nova relação com o estresse

Pesquisas mostram que a nossa maneira de pensar sobre o estresse afeta o nosso desempenho sob pressão. Deixar de perceber a reação de estresse como um problema e passar a vê-la como uma vantagem útil libera os indivíduos para gastarem menos energia na tentativa de sufocar os sentimentos e, em vez disso, concentrarem-se em enfrentar as demandas que possam surgir. Assim, eles tendem a se preocupar menos com o estresse e a se sentir mais confiantes, obtendo melhores resultados. Essa mudança de mentalidade pode ser a diferença sutil entre "não importa quão estressante seja isso, tente dar o melhor de si" para "quando você sentir os sinais de estresse, canalize essa energia e esse foco aumentado para fazer o melhor possível". Há também provas de que isso nos ajuda a nos sentir menos esgotados pelo estresse (Strack & Esteves, 2014).

Quando concentramos nossos esforços puramente em reduzir o estresse na preparação para um grande acontecimento, seja ele qual for, reforçamos a concepção equivocada de que o estresse é um problema a ser resolvido. Quando você estiver tentando chegar a algum lugar e o estresse aparecer, leve-o com você. Deixe que ele o ajude a se concentrar, a se energizar e a se mover com exatidão. Você foi feito para se sair bem sob pressão e é exatamente isso que vai fazer. Lembrar-se disso modifica o significado dos sinais de estresse, que, de outro modo, poderiam ser vistos como "sintomas" de um problema. Na verdade, pesquisas mostram que basta dizer a alguém que nosso desempenho melhora sob pressão para que essa pessoa tenha um desempenho 33% melhor (Jamieson et al., 2018).

Linguagem equivocada

Um jeito de modificar a nossa mentalidade é por meio da linguagem. As palavras que usamos podem determinar poderosamente o significado de uma situação e a nossa reação a ela. Imagine que você seja um atleta profissional e que, instantes antes de sair do vestiário para competir, seu treinador lhe diga: "Você está prestes a estragar tudo." Não apenas o seu estresse aumentará, como é provável que seus pensamentos seguintes soem como um catastrofismo que transformará esse estresse em algo parecido com o pânico.

As redes sociais estão inundadas de mensagens e frases feitas, e algumas acertam o alvo sem querer, quando alcançam a pessoa certa na hora certa. Mas que diferença elas podem fazer?

Algumas se concentram no que parar de fazer, ou em afirmações genéricas sobre o que evitar na vida. Há um grande problema em centrar o foco em uma afirmação sobre o que *não* fazer. Temos apenas um foco de atenção e, quando o concentramos no que não fazer, isso deixa pouco espaço para focarmos no que precisamos fazer para que as coisas corram bem.

Outras mensagens se concentram em ser puramente positivas. Podem ser encorajadoras, mas só se contarem com a sua confiança. O simples fato de lhe dizerem "seja positivo" ou "você está indo muito bem" é, na melhor das hipóteses, vago, e não oferece nenhuma orientação clara sobre como lidar com o desafio que você tem pela frente.

O Dr. Dave Alred é um treinador de desempenho de alto nível que trabalha com muitos dos principais atletas do mundo, ajudando-os a alcançar um alto desempenho sob extrema pressão, e uma pressão muito pública. Ao fazer afirmações a esses atletas, ele se certifica de que essas afirmações se distanciem de metas irrealizáveis, mantendo-se concretas e realistas – algo em que o atleta acredite. Elas indicam claramente o mindset necessário e lembram aos atletas que, seguindo no processo, serão conduzidos ao aperfeiçoamento. Quando as mensagens deixam claro qual o foco da atenção, elas são orientações produtivas. Alred (2016) sugere começar por uma afirmação do tipo "como fazer", para em seguida descrever com clareza o que acontece quando o processo está certo e, em terceiro lugar, evocar o estado emocional que combina com a intenção da pessoa. Quando o estresse é alto e ameaça perturbar a concentração ou a capacidade de desempenho, podemos preparar de antemão afirmações desse tipo para que nos ajudem a harmonizar nossos pensamentos, sentimentos e atos com as nossas intenções. O tipo de exigência enfrentado modifica o tipo necessário de mensagem. A chave é manter as afirmações curtas, concretas, específicas e instrutivas, e fazer com que elas evoquem o sentimento que você cultivou antes do evento.

Ressignificação

Falamos da ressignificação em outras partes deste livro, mas ela também é de especial utilidade aqui. Ressignificar é usar o poder da linguagem ou das imagens para ajustar o nosso modo de perceber uma situação. Você não tenta se convencer de nada que não acredite ser possível; você apenas tenta deslocar o seu referencial. Ver as coisas por uma nova perspectiva pode nos habilitar a extrair um novo sentido da experiência e, com isso, modificar o nosso estado emocional. Na parte sobre o medo, falamos em ressignificar a angústia para transformá-la em motivação. Neste caso, podemos ressignificar as sensações de estresse como um sentimento de determinação, ou ressignificar a ameaça como um desafio. A simples mudança de palavras transforma seus significados, sem contar nenhuma mentira sobre a realidade das sensações físicas que enfrentamos. Com as novas palavras, optamos por abraçar esses sentimentos. Com as antigas, sentimos aversão e nos afastamos.

Foco

Em situações altamente estressantes, tendemos a estreitar a nossa visão. É compreensível que isso aconteça, pois esse movimento nos ajuda a nos concentrar nas demandas mais importantes. No entanto, quando as sensações desse estresse parecem esmagadoras, há algo que podemos fazer para permitir que o corpo mantenha a produção elevada, ao mesmo tempo que a mente se acalma. Pesquisas em andamento sobre este tema sugerem que optar por sair dessa visão concentrada para uma visão mais panorâmica acalma a mente. Isso não significa virar a cabeça e olhar para todos os lados, mas apenas permitir que o seu olhar se amplie e absorva uma parte maior daquilo que o cerca. O sistema visual faz parte do sistema nervoso autônomo, de modo que dilatar o olhar dessa maneira dá acesso a circuitos cerebrais que estão associados ao estresse e a níveis de alerta. Huberman (2021) descreve isso como uma técnica poderosa para ficarmos mais à vontade com níveis mais altos de ativação. Não queremos que a resposta de estresse pare, porque muitas vezes precisamos dela nas situações de alta pressão. Queremos apenas que a nossa mente fique mais à vontade com ela, elevando o nosso limiar de estresse.

Fracasso

Quando existe pressão, em geral é porque os riscos são altos. Acreditamos que o fracasso tem grandes implicações. Isso faz sentido. Quando o fracasso é interpretado como uma grande ameaça, o cérebro quer concentrar-se nela para ter certeza de evitá-la. Para as pessoas propensas à autoagressão depois de qualquer fracasso, grande ou pequeno, quaisquer sinais de que ele possa ocorrer tendem a criar um pico na resposta de estresse.

Todos temos uma capacidade limitada de atenção e, quando precisamos agir em condições estressantes, é necessário assumirmos pleno controle do nosso holofote e focá-lo naquilo que pode nos ajudar a enfrentar o desafio. Para superar esse medo do fracasso no calor do momento, bem como a preocupação com tudo o que poderia dar errado, precisamos nos concentrar detidamente no processo, sem deixar espaço para ideias inquietantes sobre os desfechos potenciais.

É nessa hora que pode ser útil ensaiar antes, caso isso seja possível, de acordo com a situação. Ao se familiarizar com o processo e com a sensação de atravessá-lo, você pode preparar antecipadamente as afirmações norteadoras que lhe recordarão no que focalizar e o que esperar, caso você precise disso. Quando o seu processo se torna um caminho conhecido, você passa a confiar nele.

Dependendo dos desafios enfrentados e das circunstâncias do fracasso, podemos usar a mesma habilidade de ressignificação para modificar como percebemos nossa falha.

Experimente: Se quiser explorar esse tema no seu diário, eis alguns pontos de partida que podem ser úteis:

- Como você reage aos seus fracassos?
- Você os nega e segue adiante rapidamente, esquecendo que eles aconteceram?

- Você parte imediatamente para a autoagressão, xingando-se e culpando alguma característica da sua personalidade?
- Ou olha para fora e começa a culpar o mundo por lhe tornar a vida tão difícil? Se há algo que não nos ensinam o suficiente é como lidar com o fracasso.

Quando acreditamos que os erros e os reveses estão ligados a quem somos como pessoas e à nossa autoestima, até o mais ínfimo fracasso é capaz de desencadear vergonha e vontade de desistir, de nos retrairmos, de nos escondermos e de bloquearmos os sentimentos excruciantes. Isso acontece muito com os perfeccionistas, que acabam mantendo o foco em serem bons o bastante aos olhos dos outros e em presumirem que esses outros não exigem deles nada menos do que a perfeição. Se eu falhar, serei um fracasso; se eu perder, serei um derrotado, por menor e mais temporário que possa ter sido o revés.

No entanto, quando reagimos ao fracasso sem esses ataques à nossa personalidade, e quando, em vez deles, atentamos para os dados específicos da ocasião, preservando a nossa consciência de que a imperfeição é uma parte intrínseca de nossa humanidade, o resultado emocional é diferente. Sentir culpa por um erro de julgamento, ou por uma escolha feita, permite que sejamos francos sobre onde foi que erramos, sem nos sentirmos condenados a fracassar para sempre. Essa postura concentra-se no comportamento específico, em vez de nos agredir como pessoas.

Essencialmente, você continua a se responsabilizar por seus atos. A autocompaixão não significa livrar a sua cara constantemente. Ela significa concentrar-se no erro específico como um evento isolado, para que você fique livre para aprender com ele e mudar a direção, retornando aos seus valores. Esse é o caminho para a pessoa continuar a melhorar e seguir adiante a partir de seus erros. A vergonha, por outro lado, imobiliza e paralisa.

O fracasso é sempre difícil e aguça a nossa reação de estresse. Nos momentos estressantes, nossas crenças negativas centrais podem ser ativadas (Osmo *et al.*, 2018). Começamos a ter ideias do tipo: "Sou um derrotado, sou um fracasso completo, não valho nada, não sou ninguém." Essas ideias e a vergonha que as acompanha têm um forte poder de fazer com que nos sintamos completamente sós e isolados. Acreditamos nesses pensamentos como se fossem fatos. Supomos ser os únicos nessa situação e, por isso, escondemos o que sentimos. Mas ocorre que, entre os sete bilhões de pessoas que existem neste planeta, esse tipo de crenças centrais faz parte de uma lista de apenas quinze ou vinte crenças centrais negativas comuns, vistas pelo mundo afora. Isso significa basicamente que estamos longe de ser os únicos nessa situação. Como seres humanos, a necessidade de nos sentirmos dignos de amor e de pertencermos a um grupo seguro é algo comum a todos nós.

Quando nos envergonhamos de um fracasso, podemos ter a sensação de que a nossa aceitação e, portanto, a nossa sobrevivência estão sob ameaça. É uma sensação que nos consome e pode nos impedir até mesmo de tentar corrigir as coisas, por acreditarmos que o problema somos nós, e não um comportamento ou uma escolha específica.

Quando nos lançamos no mundo e corremos riscos, tornando-nos vulneráveis à vergonha, precisamos de aptidões para lidar com essa vergonha e atravessá-la. Todos precisamos de um lugar seguro para onde voltar, que nos permita aprender com o fracasso sem que o nosso valor como seres humanos entre em questão. Esse lugar precisa estar na nossa mente. Quando uma pessoa querida está sofrendo, nós lhe manifestamos bondade por sabermos que é disso que ela precisa. Quando levamos um tombo, é hora de fazermos isso por nós mesmos. Essa é a maneira mais segura de garantir que nos levantaremos e seguiremos adiante.

Mas como fazer para nos tornarmos menos hostis conosco e sermos, em vez disso, a voz que precisamos ouvir?

Resiliência diante da vergonha

Quando sentimos vergonha em resposta a um fracasso, é frequente haver uma enorme ideia tendenciosa envolvida. Tomamos aquele único evento, ato, escolha ou até padrão comportamental e o utilizamos para fazer uma afirmação generalizante sobre quem somos e sobre o nosso valor como pessoa. Isso cria um julgamento sobre a pessoa inteira, usando apenas essas informações específicas e negligenciando todas as outras camadas dos pontos fortes e fracos e das intenções de alguém. Trata-se de algo que não faríamos com uma pessoa querida. Se alguém que amamos incondicionalmente cometesse um erro, não iríamos querer que se anulasse como pessoa. Pelo contrário, gostaríamos que aprendesse com a experiência e seguisse em frente, fazendo escolhas que se coadunassem mais com o que ela quisesse ser. Desejaríamos, ainda, o melhor para ela e, portanto, não a sujeitaríamos a uma enxurrada de ofensas verbais.

Caixa de ferramentas: Desenvolva resiliência diante da vergonha

A vergonha pode ser intensa e extremamente dolorosa. Aqui está uma lista de dicas para desenvolver resiliência em relação à vergonha associada a reveses e fracassos:

- Escolha bem as palavras: as afirmações do tipo "eu sou..." levam a ataques generalizantes ao seu caráter e ao seu valor como pessoa, o que retroalimenta a vergonha.
- Ao refletir sobre o que aconteceu, seja muito específico acerca do comportamento que você considerou um erro.
- Reconheça que você não é a única pessoa a se sentir assim. Depois de um fracasso ou um revés, é normal, para a maioria dos seres humanos, sentir-se vulnerável a sentimentos de vergonha e se concentrar em pensamentos autodepreciativos. Esses pensamentos são vistos no mundo inteiro, mas não são necessariamente úteis nem refletem a realidade.
- Reconheça que esse sentimento, apesar de doloroso e intenso, é também temporário. Podemos usar as habilidades de autoconsolação (ver parte 3, página 97) para nos ajudar a surfar a onda dessa emoção.
- De que modo você falaria com uma pessoa querida que estivesse nessa situação?
- Como você lhe mostraria que a ama, ao mesmo tempo usando de sinceridade e levando-a a se responsabilizar por seus atos?
- Desabafe com alguém em quem confie. Esconder a vergonha faz com que ela continue presente. Falar dela nos ajuda a reconhecer a vergonha como uma experiência humana natural após

um fracasso. Bons amigos também podem nos ajudar a assumir a responsabilidade pelos nossos erros, pois sabemos que serão francos conosco, ainda que sempre continuem a nos aceitar.
- Que resposta a esta situação mais combina com o tipo de pessoa que você quer ser? Como você poderia seguir adiante, a partir de agora, de um modo que lhe traga orgulho e gratidão ao rememorar este momento?

Resumo do capítulo

- A nossa maneira de enxergar o estresse afeta o nosso desempenho sob pressão.
- Ver o estresse como uma vantagem faz com que gastemos menos energia sufocando os sentimentos e nos concentremos em superar o desafio.
- Mantenha as mensagens motivacionais ou os mantras centrados no que fazer, e não no que não deve ser feito.
- Ajuste o seu foco para equilibrar os seus níveis de tensão.
- Trabalhe sua relação com o fracasso e desenvolva resiliência diante da vergonha, para que isso o ajude a lidar com o estresse em situações de alta pressão.

PARTE 8

Sobre uma vida significativa

CAPÍTULO 32

O problema do "eu só quero ser feliz"

Na terapia, quando começamos a lançar luz sobre o caminho adiante e a pensar no que queremos, não é incomum escutarmos algo como: "Eu só quero ser feliz."

Mas a ideia de felicidade foi sequestrada, ao longo dos anos, por um conto de fadas enganoso, feito de constante prazer e satisfação com a vida. Não é preciso procurar muito nas redes sociais para nos depararmos com uma onda de postagens que lhe dizem para "ser positivo, manter-se feliz, eliminar a negatividade da sua vida".

Dão-nos a impressão de que a felicidade é a norma e de que qualquer coisa fora dela poderia ser um problema de saúde mental. Também procuram nos vender a ideia de que, se conseguirmos alcançar a riqueza material, a felicidade chegará e ficará conosco.

Mas os seres humanos não foram feitos para permanecer em um estado constante de felicidade. Fomos feitos para responder aos desafios da sobrevivência. As emoções são um reflexo do nosso estado físico, dos nossos atos, das nossas crenças e daquilo que acontece à nossa volta. Todas essas coisas mudam constantemente. Por isso, estado normal é aquele que também muda constantemente. Em seu livro *Liberte-se: evitando as armadilhas da procura da felicidade*, Russ Harris explica que as emoções são como as condições climáticas: estão em constante movimento e mudança, ora de forma previsível, ora de forma súbita e inesperada. As emoções sempre fazem parte da nossa experiência, mas, assim como o clima, alguns momentos são agradáveis e outros são difíceis de suportar. Em outras ocasiões, não há nada suficientemente distintivo para que o descrevamos com facilidade. Quando reconhecemos dessa maneira a natureza da experiência humana, torna-se mais claro que qualquer coisa que nos seja oferecida com a promessa de felicidade para todo o sempre não é algo viável, caso felicidade signifique ausência de qualquer das emoções menos agradáveis. Podemos levar uma vida feliz e plena e, ainda assim, experimentar toda a gama de emoções inerentes ao fato de sermos humanos. A ideia de que felicidade significa positividade constante pode nos fazer acreditar que fracassamos ao nos sentirmos abatidos. Temos a impressão de estar fazendo algo errado, ou tememos ter um problema de saúde mental. Pensar assim transforma aquele dia nublado e sombrio em um dia ainda mais escuro. Às vezes, não somos felizes simplesmente por sermos humanos e porque, em boa parte do tempo, a vida é difícil.

O que mais nos traz felicidade na vida carrega muito mais do que sentimentos felizes. O melhor exemplo disso são as pessoas da nossa vida. A família, que significa tudo para nós, pode ser o que mais nos perturba quando as coisas não vão bem. Mães e pais veem no papel que desempenham um propósito profundo e sentem amor e alegria intensos, mas também sentem muita dor, medo e vergonha de vez em quando. Portanto, os momentos felizes são apenas uma flor em um buquê muito grande. Não se pode ter uma coisa sem a outra. As emoções vêm no buquê inteiro.

Por que o propósito importa

Algumas pessoas começam a terapia por se sentirem perdidas na vida. Não conseguem apontar um problema específico, mas sabem que não estão se sentindo bem. É difícil se empolgarem com algo ou se empenharem nas tarefas com verdadeira energia ou entusiasmo. Sem um problema claro e específico, elas têm dificuldade de solucioná-lo e de elaborar a direção a seguir. Não se trata propriamente de estarem lutando para atingir seus objetivos. Para começo de conversa, elas não sabem ao certo que objetivos estabelecer, nem sabem se algum deles vale a pena.

Em muitos casos, isso se associa a uma desconexão dos valores essenciais. A vida afastou essas pessoas do que lhes é mais importante. Trabalhar para descobrir com verdadeira clareza os próprios valores pode gerar uma série de efeitos. Pode guiá-lo em direção àquilo que você quer, pode revelar os objetivos que seriam mais dotados de propósito e mais geradores de satisfação, pode ajudá-lo a perseverar na travessia dos momentos difíceis da vida e, o que é crucial, pode lembrá-lo de que, mesmo quando os tempos são difíceis, você está no caminho certo.

O que são valores?

Valores não são o mesmo que metas. Uma meta é algo concreto e finito pelo qual se pode trabalhar. Uma vez atingida, chega-se ao ponto final. E então se parte para o objetivo seguinte. Uma meta pode ser passar em um exame, executar todos os itens de uma lista de afazeres ou bater um recorde pessoal.

Os valores, por sua vez, não são conjuntos de ações que possam ser concluídas. Eles são um conjunto de ideias sobre *como* a pessoa quer levar a sua vida, sobre o *tipo* de pessoa que ela quer ser e sobre os *princípios* que ela quer defender.

Se a vida fosse uma viagem completa, o valor seria o caminho que você escolhe seguir. O caminho nunca chega ao fim. Ele é um modo possível de fazer a sua viagem, e viver de acordo com seus valores é o esforço consciente que você faz para estar sempre perto desse caminho. O trajeto é cheio de obstáculos sobre os quais é preciso saltar. Estes são os objetivos com que você se compromete ao escolher essa rota. Alguns obstáculos podem ser grandes e você nunca sabe ao certo se conseguirá superá-los, mas, ainda assim, faz o seu melhor porque permanecer nesse caminho é muito importante para você.

Há inúmeros outros caminhos, com outros obstáculos e desafios. Mas escolher permanecer neste e lidar com o que aparecer dá sentido e propósito a todos esses acontecimentos e atos. É a intenção de escolher essa trilha que lhe permite atravessar barreiras que, de outro modo, talvez você nunca tentasse transpor. Com isso, é possível que você trabalhe com afinco para obter aprovação em uma porção de exames ao longo dos anos pelo simples fato de a aprendizagem durante a vida inteira e o crescimento pessoal serem um de seus valores.

Os valores são as coisas que você faz, a atitude com que você as faz e a razão por que escolhe fazê-las. Eles não são quem você é e quem você não é. Não são algo que você tenha ou em que se transforme ou alcance ou conclua.

Às vezes nos desviamos de viver de acordo com nossos valores. Isso pode se dever aos fatos da vida e a sermos puxados para direções diferentes. Ou pode decorrer de não termos tido uma ideia clara de quais eram os nossos valores. Ao amadurecermos e nos desenvolvermos ao longo de toda a vida, os nossos valores também podem mudar. Desenvolvemos independência e nos mudamos de casa, aprendemos com as pessoas que encontramos, aprendemos mais sobre o mundo, talvez tenhamos filhos e talvez não. A lista segue adiante. Por todas essas razões, é valiosa a prática de nos empenharmos em uma avaliação regular do que é mais importante. Com isso, podemos tomar decisões conscientes de mudar a direção, se precisarmos, e garantir que permaneceremos próximos do caminho escolhido para que a vida possa ter sentido.

Quando não sabemos com clareza quais são os nossos valores, podemos estabelecer metas baseadas no que achamos que deveríamos fazer, nas expectativas de terceiros, ou em um palpite de que, uma vez atingida a meta X, finalmente seremos suficientes, finalmente poderemos relaxar e ser felizes com quem somos. Um grande furo nessa postura é que ela estabelece parâmetros rígidos a respeito das condições em que podemos ficar satisfeitos e felizes, além de colocar toda a satisfação e a felicidade da vida no futuro (Clear, 2018).

Não estou sugerindo que você nunca deva estabelecer metas pessoais, mas, quando se trabalha em direção a algo, é útil saber com clareza por que se está trabalhando para isso, e reconhecer que nem todo o bem da vida estará esperando no ponto final das metas, e sim no processo que atravessarmos no percurso. Em vez de esperar que as coisas melhorem no futuro, que tal se a vida pudesse ter significado e propósito agora, por você viver de acordo com o que é mais importante? Você vai continuar a se esforçar em direção à mudança e à realização, com todas as suas forças, mas não estará esperando por uma vida significativa – você já a terá.

Resumo do capítulo

- Costumam nos vender a ideia de que a felicidade é a norma e de que qualquer coisa fora dela poderia ser um problema de saúde mental.
- Às vezes não estamos felizes simplesmente porque somos humanos e a vida é difícil.
- As coisas que fazem a vida valer a pena trazem mais do que apenas sentimentos de felicidade. Às vezes também nos trazem uma mistura de felicidade, amor, alegria, medo, vergonha e dor.
- Ter clareza sobre os nossos valores pessoais pode nos ajudar a estabelecer metas que tragam sentido e propósito.
- Manter os nossos valores à frente e no centro também nos ajuda a atravessar momentos difíceis da vida, por termos a convicção de estarmos no caminho certo.

CAPÍTULO 33

Defina o que importa

Há alguns exercícios simples que você pode fazer para esclarecer quais são os seus valores hoje. Vale a pena observar que os valores mudam com o tempo, dependendo da nossa fase na vida e do que estejamos enfrentando. O que se modifica não são só os nossos valores, mas também nossos atos e o modo como refletem esses valores. A vida acontece e, quando enfrentamos mudanças ou batalhas, podemos ser puxados para uma nova direção, afastando-nos daquilo que importa. Assim, é bom reavaliar nossos valores vez por outra. É um modo de verificar a bússola e o mapa ao mesmo tempo. Para onde estou indo? Quero seguir nesta direção? Caso contrário, como posso ajustar o rumo e voltar para o que é mais importante?

> ENTUSIASMO   HONESTIDADE   FÉ   IMPARCIALIDADE   BONDADE
> CUIDADO   COMPAIXÃO   FORÇA   AMBIÇÃO   CONFIANÇA
> CREDIBILIDADE   PRESENÇA   FLEXIBILIDADE   CURIOSIDADE
> MENTE ABERTA   OUSADIA   LEALDADE   CRIATIVIDADE
> ESPÍRITO DE AVENTURA   GRATIDÃO   FIDELIDADE   COMPREENSÃO
> ESPIRITUALIDADE   SUSTENTABILIDADE   SINCERIDADE
> AUTOCONSCIÊNCIA   INDEPENDÊNCIA   CONEXÃO
> ACOLHIMENTO   CARINHO   DETERMINAÇÃO   PACIÊNCIA
> PROFISSIONALISMO   RESPEITO   BRAVURA

Figura 10: Valores – Circule aqueles que lhe pareçam relevantes.

VALORES	METAS	COMPORTAMENTOS DO DIA A DIA
Aprendizagem, curiosidade e crescimento pessoal por toda a vida.	Cursos educacionais.	Ler, estudar, desafiar-se com exames ou desempenhos que impulsionem e expandam essas aptidões e promovam o aprendizado.
Amor e compaixão pelos outros.	Lembrar-se de datas especiais para as pessoas queridas e visitar parentes em certas ocasiões.	Expressar amor e compaixão todos os dias, em pequenos gestos. Anotar datas de nascimento e festas comemorativas. Reservar tempo para passar com as pessoas queridas. Ajudar um vizinho idoso a atravessar a rua.

Figura 11: Exemplos de distinção entre valores e metas que podem refletir esses valores, e de que modo eles podem se traduzir em atos cotidianos.

Caixa de ferramentas: Verifique seus valores

Na parte de ferramentas avulsas, no final deste livro, você encontrará tabelas em branco que poderá usar para refletir sobre aquilo que mais valoriza em cada área da sua vida. Os exemplos listados a seguir são apenas pontos de partida. Fique à vontade para trocá-los por valores e objetivos que mais combinem com você. Em cada espaço da tabela, procure refletir sobre os valores que lhe sejam mais importantes em determinada área da sua vida. Eis uma lista de dicas que podem ajudar:

- Que tipo de pessoa você mais gostaria de ser nessa área da sua vida?
- O que você quer defender?
- O que você quer que seus esforços representem?
- Que contribuição você quer dar?

- Que qualidades ou atitudes você quer introduzir nessa área da sua vida?

RELACIONAMENTOS	SAÚDE	CRIATIVIDADE
CRIAÇÃO DE FILHOS	ESPIRITUALIDADE E FÉ	CONTRIBUIÇÃO
APRENDIZAGEM E DESENVOLVIMENTO	DIVERSÃO E LAZER	TRABALHO

A parte principal desse exercício vem depois de você listar seus valores em cada espaço. Na terapia de aceitação e compromisso (TAC), pedimos que a pessoa avalie a importância que tem para ela cada conjunto de valores, em uma escala de 0 a 10.

Nessa escala, 10 seria a importância máxima, e zero, nenhuma importância. Pedimos então que ela avalie quanto acha estar vivendo de acordo com esses valores, na mesma escala, com o 10 significando total acordo, e o zero significando total desacordo. Depois disso, investimos tempo examinando a diferença entre a importância dada a cada valor e o quanto ele está sendo seguido. Quando essa diferença é grande, isso pode indicar que a pessoa se afastou de uma vida compatível com o que lhe é mais importante. Por exemplo, se você identifica que cuidar da saúde e do corpo é de suprema importância, atribuindo-lhe o escore 10, mas avalia que o seu alinhamento com esse valor está em apenas 2 porque você tem se alimentado mal e parou de fazer exercícios, isso indica que é preciso fazer algumas mudanças positivas nessa área da sua vida.

Tudo isso serve para apontar as áreas da sua vida que precisam de atenção. Trata-se de uma ótima forma de obter uma visão panorâmica das suas prioridades, que às vezes competem entre si. O exercício não dita o que devemos fazer nem como fazê-lo. Apenas nos oferece um mapa, uma visão geral das coisas em seu estado atual. A partir daí, passamos a escolher as medidas que tomaremos para chegar mais perto do caminho que queremos trilhar.

Um ponto crucial é que esse exercício não está relacionado com os problemas que enfrentamos nem com as emoções prazerosas ou desagradáveis que sentimos a cada dia. Ele diz respeito ao propósito que encontramos, tanto nos dias mais difíceis quanto nos mais fáceis. A tarefa não nos pede para esperar que tudo esteja ótimo para começarmos a viver como o tipo de pessoa que queremos ser; ela nos leva a pensar em como podemos escolher, conscientemente, viver de acordo com os nossos valores, independentemente do que aconteça à nossa volta.

Depois de identificar alguns dos aspectos mais importantes da sua vida e seus valores nessa área, você poderá usar esse exercício simples para verificar quão perto está de levar uma vida em consonância com seus valores a cada momento. O exercício foi originalmente concebido por um terapeuta sueco, chamado Tobias Lundgren. Esta é a minha adaptação pessoal, que eu gosto de usar.

O formato estelar tem seis escalas, uma em cada ponta da estrela. Escreva em cada uma um campo da sua vida que seja de importância especial para você. Na escala de 0 a 10, marque a linha que represente até que ponto você está vivendo, atualmente, em consonância com os seus valores nessa área. Por exemplo, você pode achar que não tem priorizado a saúde como gostaria, e por isso lhe atribui nota 5. Em seus relacionamentos, no entanto, você pode achar que está bem perto de se tornar o parceiro que gostaria de ser, e por isso atribui a esse campo o escore 9.

Depois que tiver atribuído a todos uma pontuação, você poderá desenhar linhas para juntar as marcas e ver que forma assume a sua estrela. Se ela for desigual, as pontas mais curtas serão as áreas que precisam da sua atenção. No final deste livro, na parte das ferramentas avulsas, você encontrará estrelas com valores em branco para preencher.

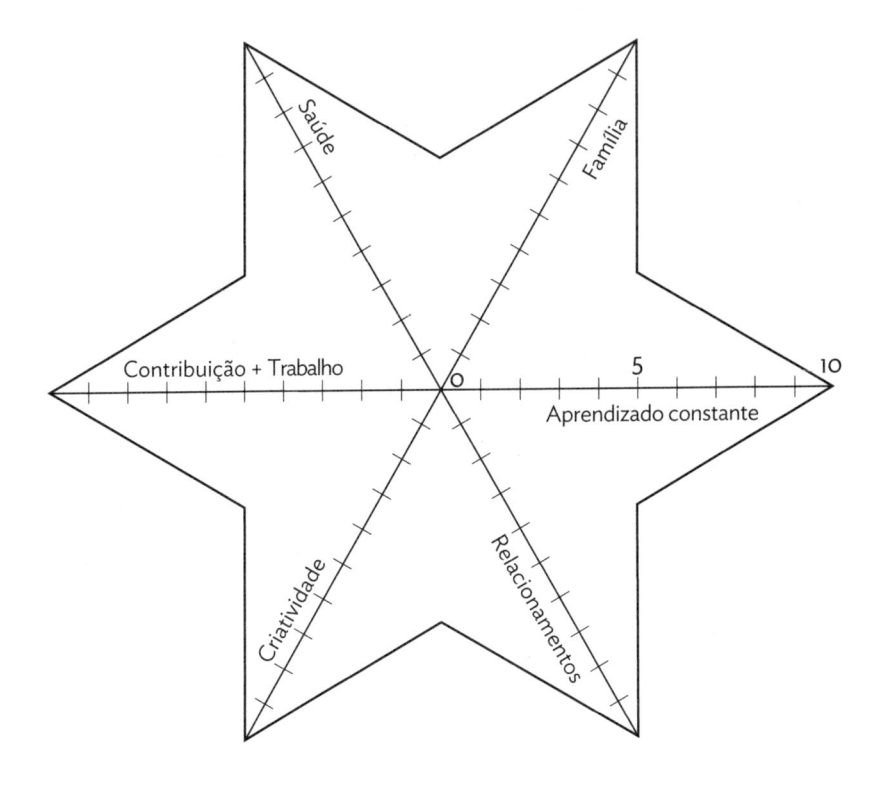

Figura 12: Estrela dos valores.

É fácil nos sentirmos confusos a respeito de quanto os nossos valores representam os nossos próprios desejos, e até que ponto são ditados pelas expectativas dos outros. Essa é uma questão importante a esclarecer. Não se trata de dizer que o nosso sentimento de dever ou compromisso com a família e com a comunidade não seja importante, ou que não devamos escolhê-lo. Mas identificar os valores que são verdadeiramente pessoais e aqueles que parecem ter sido impostos pode revelar por que certos aspectos da nossa vida podem parecer deslocados ou menos satisfatórios.

Experimente: Outra maneira de verificar os valores com mais frequência é escrevendo isso no seu diário ou fazendo uma simples autorreflexão. Eis algumas perguntas que ajudam a promover essa reflexão. Gosto de usá-las pessoalmente e também com outras pessoas na terapia.

Perguntas a explorar:

1. Para que você futuramente olhe para trás e sinta orgulho e satisfação pelo modo como enfrentou os desafios, como deveria estar vivendo hoje? Como seria esse futuro? Na sua resposta, procure focalizar suas escolhas, seus atos e suas atitudes, e não outras pessoas ou eventos que estejam fora do seu controle. Tente considerar como você levaria a vida, não importa o que acontecesse.
2. O que você quer defender na sua relação consigo mesmo, com a sua saúde e com o seu crescimento pessoal? O que é importante para você nessas questões?
3. Quem você quer ser para as pessoas da sua vida? Como quer interagir com elas e contribuir para a vida de cada uma?
4. Como você quer que se sintam as pessoas da sua vida quando você está por perto? O que quer representar no seu círculo de amigos e familiares?
5. Já que só se vive uma vez, que impacto você quer ter enquanto está por aqui?
6. Se ninguém soubesse como você passa o seu tempo, você continuaria a fazer o que faz?
7. Enquanto atravessa o dia ou a semana, qual é o valor que pretende tentar trazer para cada escolha e ação? Os exemplos aqui seriam: "Hoje escolhi introduzir entusiasmo/coragem/compaixão/curiosidade em cada experiência, escolha e ação. Farei isso através de..."

Resumo do capítulo

- Existem exercícios simples que você pode fazer para esclarecer um pouco mais os seus valores, tais como são hoje.
- Os valores podem mudar com o tempo, assim como nossa maneira de segui-los. Por isso, é bom checar de vez em quando o que é realmente importante para nós.
- Usar nossos valores para estabelecer metas também é útil para criar nosso propósito diário.
- O foco não deve incidir sobre o que você quer que aconteça com você, mas sobre o tipo de pessoa que você quer ser, a contribuição que quer dar e a postura com que quer enfrentar a vida, haja o que houver.

CAPÍTULO 34

Como criar uma vida plena de sentido

O que acontece quando você define o que é importante e se dá conta de não estar vivendo de acordo com esses valores? Como começar a se mover nessa direção? Ao decidirmos que é hora de uma mudança, podemos ter a tendência de inventar uma nova meta radical e enorme. Por exemplo, digamos que você faça a sua verificação dos valores e conclua que precisa começar a cuidar da sua saúde, fazendo exercícios. No instante seguinte, começa a inventar novas metas: talvez correr uma maratona ou melhorar a dieta. Mas o simples fato de ter metas não vai garantir que a sua vida se transforme de verdade. O que faz isso é a repetição dos seus pequenos comportamentos cotidianos, que mantêm você avançando na direção planejada.

A sua meta pode ser participar de uma maratona até o fim. No entanto, com ou sem maratona, o que modifica a sua vida é o que você faz para correr todos os dias, é o grupo de corredores com que se une a fim de persistir na tarefa, são as maneiras pelas quais você aumenta aos poucos as distâncias percorridas e são as mudanças que introduz na sua alimentação. Estabelecer uma meta pode ser útil para levar um empurrão inicial na direção certa, mas é importante lembrar que a finalidade da meta, a sua conclusão, é um limite. Se você reavaliou os seus valores e quer caminhar em uma nova direção com base no que lhe é mais importante na vida, é provável que queira continuar nessa direção. Muitas pessoas participam de uma maratona e logo em seguida aposentam seus tênis de corrida.

É útil rever regularmente os próprios valores porque seus detalhes podem mudar com o tempo. Mas isso também lhe dá a oportunidade de examinar os detalhes intricados dos fundamentos práticos de como você está levando a sua vida. Perguntamos a nós mesmos "Que tipo de pessoa eu quero ser hoje?" e "O que farei hoje para avançar nessa direção?". Se você for o tipo de pessoa que cuida da saúde todos os dias, isso terá o potencial de durar até muito depois da maratona.

Trabalhar dessa maneira é um ataque em duas frentes. Ao visualizar a pessoa que você pretende ser, e ao transformar essas ideias em atos concretos e sustentáveis, você pode influenciar o quanto seus esforços serão vividos como significativos. Mudar é difícil, então ter um propósito firme, bem como um sentimento permanente de identidade – "agora é assim que eu sou" –, vai ajudá-lo a persistir quando essa mudança se deparar com as resistências inevitáveis da sua própria mente ou das pessoas a seu redor. Com o tempo, depois de estabelecida essa nova mentalidade e esse novo jeito de ser, as suas crenças a seu próprio respeito também podem começar a se transformar. Assim, você realmente se torna alguém que prioriza a saúde e o bom preparo físico, não pela meta inicial de participar de uma maratona, mas pela persistência no novo estilo de vida. O exercício físico transforma-se em algo que você faz por se identificar com ele, e não por haver uma meta a alcançar. A ideia inicial da maratona torna-se quase irrelevante.

O foco exagerado no desfecho pode nos levar a desistir mais facilmente quando não vemos os resultados com rapidez suficiente ou quando nos deparamos com resistências e obstáculos no caminho. Quando você estabelece um objetivo inicial, pode se empolgar com ele e, desse modo, acender a centelha da motivação. Mas a motivação é como a chama de um fósforo: apaga-se rapidamente. Ela não é uma fonte sustentável de combustível. No entanto, se você tiver uma rotina de pequenas tarefas que não sejam radicais nem pesadas demais para manter, o seu novo senso de identidade ajudará a sustentá-la.

Resumo do capítulo

- Quando você decide que é hora de mudar, pode acabar inventando uma nova meta radical e grandiosa.
- Simplesmente ter um objetivo não é suficiente para garantir que a sua vida se transforme de verdade.
- Visualizar a pessoa que você pretende ser, bem como transformar essas ideias em atos concretos e sustentáveis, são atitudes capazes de tornar esses esforços mais significativos.
- Vincular suas intenções ao seu senso de identidade permite que os novos comportamentos prossigam muito além da meta inicial.

CAPÍTULO 35

Relacionamentos

Não podemos falar de uma vida plena de sentido sem falar dos relacionamentos. Nossos relacionamentos são aquilo que nos torna humanos. Quando se trata de levar uma vida feliz, os relacionamentos superam o dinheiro, a fama, a classe social, os genes e todas as coisas pelas quais nos dizem que devemos lutar. Nossos relacionamentos e a felicidade que deriva deles não estão desvinculados da nossa saúde geral; estão no cerne da equação. Relações sadias protegem a nossa saúde física e mental ao longo da vida (Waldinger, 2015). Não se trata apenas de cônjuges e parceiros de vida, mas de todos os nossos relacionamentos – os que temos com amigos, familiares, filhos e com a nossa comunidade. E isso não se reflete apenas em dados científicos sobre parâmetros de saúde e indicadores biológicos, mas também nos relatos de pessoas reais. Entre os cinco principais arrependimentos de pessoas próximas da morte encontra-se algo como: "Eu gostaria de ter mantido contato com meus amigos" (Ware, 2012).

Entretanto, apesar de isso ser algo tão profundamente definidor de quem somos e de como levamos a vida, algo com impactos tão poderosos na nossa felicidade, ficamos tentando adivinhar o que devemos fazer para tornar os nossos relacionamentos mais saudáveis. Ninguém nos fornece um manual.

Começamos a nos ligar a outras pessoas e a aprender com essas experiências desde o momento em que nascemos. Construímos modelos para os nossos relacionamentos a partir das primeiras relações que mantemos com pais, irmãos, parentes e amigos. Aprendemos essas lições na idade em que somos mais vulneráveis, quando não podemos escolher as nossas relações, mas somos inteiramente dependentes delas para sobreviver.

Esses padrões de comportamento, que aprendemos a usar desde o começo da vida para lidarmos com as nossas relações, às vezes se revelam muito menos úteis nos nossos relacionamentos adultos.

No entanto, considerando que as relações são tão cruciais para uma vida longa e feliz, como é possível começarmos (mesmo adultos) a desenvolver maneiras de aprimorá-las?

A terapia individual e a terapia de casais podem nos ajudar com alguns insights. A terapia cognitivo-analítica (TCA) reconhece os padrões de relacionamento que desenvolvemos no começo da vida e o modo como eles funcionam nos nossos relacionamentos da vida adulta. Se você tiver acesso à TCA, pode ser revelador mapear os papéis que você tende a desempenhar nos relacionamentos e os ciclos em que se sente estagnado.

Para quem não tem acesso a uma terapia como a TAC, no entanto, o que é possível fazer para compreender mais claramente as relações e trabalhar pelo seu aperfeiçoamento?

Primeiro, é importante destacar alguns mitos nos quais a cultura popular nos leva a crer e que podem nos deixar com a sensação de estarmos cometendo erros graves. A maioria deles diz respeito a relações íntimas e a relacionamentos com amigos e familiares.

Mitos sobre relacionamentos

- **Amar não deveria ser difícil**. A ideia de que, se alguém é sua alma gêmea, vocês dois devem caminhar em direção a um pôr do sol cinematográfico e tudo deve ser ótimo o tempo todo não tem relação com a realidade e deixa a maioria das pessoas insatisfeita com seus relacionamentos. Uma relação duradoura não é um passeio agradável em um barco que desce suavemente a correnteza. Você precisa pegar os remos, fazer escolhas baseadas em valores e agir de acordo com o destino que queira dar à relação. Em seguida, deve trabalhar nela. E repetir isso consistentemente. Se você passar mais tempo à deriva do que fazendo escolhas deliberadas e investindo na relação, as coisas podem perder o rumo.

- **Devemos concordar em tudo**. Em um relacionamento ou amizade, é perfeitamente adequado discordar. Vocês não precisam concordar em tudo o tempo todo. São duas pessoas diferentes, cada qual com sua sensibilidade, suas experiências prévias, suas necessidades e seus mecanismos de enfrentamento. Se você realmente se abrir com outra pessoa e se ligar a ela, sem dúvida precisará tolerar e aceitar alguns traços de sua personalidade, para poder alimentar o relacionamento pela vida afora.

- **Devemos estar sempre juntos**. Seja em uma amizade, seja em um relacionamento íntimo, não há problema algum em gostar de passar momentos separados. Vocês não precisam se tornar partes da mesma pessoa. São dois indivíduos distintos e singulares, e alimentar essas diferenças não precisa ameaçar a relação. Esse mito agrava os nossos temores de abandono e impede muitas pessoas de permitirem que seus parceiros ou elas mesmas se desenvolvam e cresçam como indivíduos dentro do relacionamento. Quando nos sentimos seguros em uma relação, podemos ficar mais livres para ser pessoas independentes, sem nos sentirmos ameaçados pelos outros aspectos da vida dos nossos parceiros.

- **Seremos felizes para sempre**. Dos contos de fada aos filmes de Hollywood, a história sempre termina com o começo de uma relação, como se a viagem consistisse apenas em encontrar a pessoa perfeita e, a partir daí, houvesse uma felicidade infindável. O relacionamento é uma jornada que se depara, naturalmente, com muitas curvas, guinadas e buracos na estrada. Os relacionamentos mais sólidos têm dias ruins, períodos de desconexão, discordâncias. Haverá momentos em que um ou ambos os parceiros enfrentarão o fracasso ou uma perda enorme, ou doenças e sofrimento. Haverá momentos em que vocês terão sentimentos confusos ou se sentirão menos apaixonados do que antes. Haverá momentos em que um ou ambos se sentirão confusos quanto ao que o outro quer ou àquilo de que precisa. Haverá momentos em que vamos errar e causar sofrimento ao outro. Se nos deixarmos levar pelo mito do "felizes para sempre", ficaremos vulneráveis à suposição de que esse relacionamento simplesmente não era para ser, e então o romperemos, sem perceber que todos os relacionamentos lidam com obstáculos no caminho. Quando esses obstáculos nos derrubam, é possível tornar a levantar e permanecer juntos.

- **O sucesso do relacionamento está em ficar junto a qualquer preço.** Os relacionamentos têm um efeito poderoso na nossa saúde e na nossa felicidade, mas a mera existência deles não basta. Para que tenham um impacto positivo na nossa vida, precisamos trabalhar para melhorar a qualidade dessas ligações, além de fazer escolhas criteriosas e intencionais a respeito delas. Ainda que possamos assumir plena responsabilidade por nós mesmos, não podemos impor mudanças ao outro. Não há problema em pôr fim a um relacionamento que prejudique seu bem-estar físico e mental.

Como melhorar os relacionamentos

Ao nos cuidarmos, estamos cuidando dos nossos relacionamentos, e, ao trabalharmos em nossos relacionamentos, estamos cuidando de nós. Por isso, todas as ferramentas deste livro que têm por foco o autocuidado ajudarão você a ser a pessoa que você quer ser nas suas relações.

Melhorar um relacionamento não significa levar a outra pessoa a ser ou fazer o que você deseja. Na terapia de casal, vocês podem trabalhar juntos o relacionamento, mas você também pode trabalhar nas suas relações compreendendo as suas próprias necessidades individuais e os padrões e ciclos em que tende a ficar preso. Quando você desenvolve uma compreensão melhor de si e pratica novas maneiras de se comunicar e se conectar com as pessoas da sua vida (inclusive você mesmo), é possível fazer mudanças reais na qualidade dos relacionamentos. A compreensão de quem você quer ser, de como quer estar com as pessoas da sua vida e de como manter limites e cuidar de si, dentro dos relacionamentos, pode funcionar como uma bússola. Assim, quando nos sentimos perdidos e confusos nas complexidades dos altos e baixos do relacionamento, não temos que buscar outras pessoas para encontrar o nosso senso de direção. Voltamos a nós mesmos. Damos um passo atrás e examinamos como as nossas escolhas atuais se encaixam no panorama maior que estamos tentando criar.

Apego

Nossos estilos de apego formam-se no começo da vida. Não se iniciam como uma escolha. O cérebro foi feito para se apegar a um cuidador que nos possa manter em segurança. Isso permite que cada criança busque a proximidade de um genitor, recorra a esse genitor para encontrar segurança e consolo quando necessário e use essa relação para criar uma base de proteção. Quando dispõe dessa base segura, a criança se sente confiante para explorar o mundo e formar novos relacionamentos, usando aquilo que aprendeu. Mas, quando há problemas na vida e os pais não são capazes de fornecer a conexão e a proteção consistentes de que os filhos necessitam para desenvolver esse apego seguro, podemos carregar esses processos internos de insegurança para nossos relacionamentos da vida adulta (Siegel & Hartzell, 2004).

Eles impactam a maneira como interagimos com os outros na idade adulta porque constituem o nosso parâmetro de como deve ser uma relação e de como devemos nos portar. Ter determinado estilo de apego não é uma sentença de prisão perpétua que nos destina a nos relacionar com os outros dessa maneira, mas identificá-lo pode nos ajudar a compreender alguns dos ciclos em que nos sentimos aprisionados quando adultos. O nosso cérebro é adaptável, de modo que entender esses padrões e tomar decisões conscientes, fazendo repetidas vezes algo diferente, pode vir a se transformar no nosso novo normal.

Apego ansioso

O apego ansioso pode se manifestar como a necessidade de uma reafirmação frequente de que você é amado e de que a outra pessoa não está prestes a abandoná-lo. Quem tem esse estilo de apego pode ter sido criado em um meio em que não se sentia seguro de que seus cuidadores voltariam, ou no qual não tinha acesso a uma afeição consistente, ou no qual a receptividade e a disponibilidade eram inconsistentes.

O apego ansioso pode transparecer na compulsão de agradar: dificuldade de manifestar necessidades pessoais, evitação de confronto e de conflito, e no foco em atender às necessidades do parceiro em detrimento das próprias necessidades.

O foco constante em prevenir o abandono pode se transformar em uma profecia autorrealizável, pois a necessidade incansável de reafirmação pode parecer controladora para as pessoas com um estilo de apego evitativo, e pode levar a conflitos. O parceiro ansiosamente apegado pode vir a se ressentir do parceiro que não lhe fornece sistematicamente essa reafirmação, mas também pode se sentir incapaz de expressar plenamente suas necessidades, por medo de conflitos.

Nessas situações, a solução não é garantir um fluxo constante de reafirmações nem descartar as necessidades e esperar que elas desapareçam. Ao contrário, o parceiro ansiosamente apegado pode cultivar um sentimento de segurança independente do companheiro, desenvolvendo seu próprio senso de individualidade e aprendendo a se reconfortar. O parceiro pode ajudar nisso, oferecendo uma ligação mais forte, sem esperar que a outra pessoa o solicite. Portanto, essas são estratégias em que é possível trabalhar individualmente e como casal.

Apego evitativo

Este estilo de apego é quase o oposto do estilo ansioso. A proximidade e a intimidade podem parecer ameaçadoras e perigosas, apesar de ainda haver uma necessidade humana de contato. Contar consigo mesmo causa uma sensação de segurança, e a pessoa dá apenas o suficiente de si para manter um relacionamento, mas sente incômodo, vulnerabilidade e medo nessas ligações e luta com o desejo de se fechar emocionalmente e evitar a intimidade ou o confronto.

Muitas vezes, esses comportamentos são confundidos com falta de amor ou carinho. Todavia, algum dia podem ter feito sentido para o indivíduo. As pessoas que têm o estilo de apego evitativo podem ter vivido uma infância em que os pais não estavam disponíveis, física ou emocionalmente, para se ligarem a elas e atenderem às suas necessidades. A dependência pode ter levado à rejeição, ou os cuidadores podem ter sido pouco receptivos.

Há uma concepção equivocada de que as pessoas com estilo de apego evitativo não querem ou não necessitam contato. Elas são tão humanas quanto qualquer um, mas saem perdendo na conexão profunda, na luta para baixar a guarda protetora construída para protegê-las em uma fase muito anterior da vida. Enquanto a pessoa ansiosamente apegada precisa trabalhar em tolerar a vulnerabilidade da dependência de si, a de estilo de apego evitativo tem que desenvolver tolerância à vulnerabilidade envolvida nas relações muito próximas. O parceiro pode ajudar nisso, desenvolvendo a compreensão de por que a intimidade parece insegura ou incômoda, e alimentando com o companheiro pouco a pouco essa intimidade.

Apego seguro

Quando os pais são capazes de atender de modo confiável às necessidades emocionais e físicas dos filhos, estes conseguem aprender, no correr do tempo, que aquilo que sentem pode ser transmitido e correspondido. A criança se sente segura para expressar necessidades e aprende que está apta a entrar no mundo para buscar a satisfação dessas necessidades. Isso não quer dizer que o trabalho parental tenha sido perfeito, mas que foi confiável o bastante para gerar uma base segura, e foi corrigido nas ocasiões em que houve erros, de modo que a confiança persistiu.

A criança que se apega com segurança não é ininterruptamente feliz nem tem todas as suas necessidades antecipadas antes de chorar. Ela se sente segura o bastante para demonstrar a sua aflição quando o pai ou a mãe se afastam, mas reaviva essa ligação quando há um reencontro. À medida que avança para a idade adulta, essa criança gosta da intimidade, sente-se apta a expressar suas necessidades e sentimentos, e mantém a capacidade de ter certa independência.

O apego seguro é uma base sólida para a manutenção de relacionamentos saudáveis na vida adulta, mas não é garantia de escolhas ou comportamentos ideais nas relações. As pessoas com esse estilo de apego, ao se relacionarem com outras com um estilo de apego diferente, podem aprimorar as suas relações, trabalhando com afinco para compreender e demonstrar compaixão aos parceiros que tenham passado por uma experiência diferente em seus primeiros anos de vida.

Apego desorganizado

Quando os pais não são capazes de proporcionar cuidado e apoio emocional de modo confiável e consistente, ou quando essa relação é abusiva, esse tipo de relacionamento pode criar um apego desorganizado. Na infância, ele pode ser visto sob a forma de respostas de evitação ou resistência aos cuidadores, por ser confusa e desnorteante a mescla de experiências. A pessoa de que a criança necessita para a sua segurança também pode ser assustadora e perigosa. Mais tarde, na idade adulta, esse estilo de apego pode aparecer sob a forma de dificuldade para lidar com as emoções e tendência à dissociação como resposta ao estresse, além de medo intenso de abandono e dificuldade de relacionamento.

Tal como acontece com os outros estilos de apego, a mudança é possível, se houver apoio. Talvez seja preciso trabalhar a capacidade de administrar a resistência à intimidade e ao contato, assim como o medo da separação.

Embora as experiências que temos nos primeiros anos de vida possam ter enorme poder na nossa maneira de nos expressarmos nos relacionamentos adultos, elas não precisam constituir uma sentença de prisão perpétua. Aprender sobre nós mesmos e sobre aqueles de quem somos mais próximos é o trabalho dos relacionamentos. Reconhecer e desenvolver a compreensão dos nossos padrões de relacionamento, bem como dos das pessoas com quem nos relacionamos, é um grande passo para aprimorar as nossas relações. Isso aumenta as nossas chances de evitar personalizar a conduta de terceiros e de fazer escolhas conscientes, que possam nos ajudar a desenvolver uma ligação estreita e de confiança, favorável à vida de ambos os parceiros.

E como podemos pôr isso em prática? O que podemos fazer para começar ainda hoje a melhorar as nossas relações? Como acontece com a maioria das coisas, não há soluções rápidas. Criar algo que seja duradouro não tem ligação direta com um gesto grandioso que faça tudo dar certo. Esse movimento envolve fazer com que as escolhas do cotidiano, aparentemente pequenas, sejam conscientes e intencionais; tem a ver com tentar, de maneira confiável e consistente, transitar em direção aos nossos valores. Uma maneira de assegurar que os seus atos do dia a dia sejam conduzidos pela intenção, e não pela reação, é recuar de vez em quando e refletir sobre como você quer que seja o cenário mais amplo.

O pesquisador de relacionamentos John Gottman (Gottman & Silver, 1999) sugere que, tanto em homens quanto em mulheres, o principal fator que determina a satisfação sentida nos relacionamentos (com um percentual de 70%) é quão boa é a amizade. Por isso, é uma boa ideia focar ativamente em como estabelecer amizades e trabalhar no que for preciso para ser um amigo melhor.

Quando nos dedicamos a aprimorar a amizade, podemos fazê-lo desfrutando regularmente da companhia uns dos outros e nos empenhando em manter a compaixão e o respeito mútuos, procurando nos conhecer nos menores detalhes e descobrindo maneiras de expressar apreciação e carinho na vida cotidiana. Quanto maior a parte da vida que conseguimos preencher com intimidade e com experiências que fortalecem a amizade, mais proteção tem o relacionamento contra os obstáculos inevitáveis que surgem sob a forma de discordâncias, acontecimentos estressantes e perdas. É muito mais fácil surfar as ondas dos altos e baixos da vida quando somos bem treinados em nos unir e construímos respeito e gratidão profundos uns pelos outros.

Conexão

Falei muito, neste livro, dos perigos de entorpecer e evitar as emoções. Os relacionamentos, sejam eles íntimos, de amizade ou familiares, são todos intrinsecamente perpassados pela emoção. Ao interagir, sentimos coisas. Certas palavras de uma pessoa querida podem nos deixar nas nuvens ou nos entristecer. Faz sentido que, quando as emoções se intensificam, recuemos e nos retraiamos. Quando isso é feito, há desconexão entre as pessoas. Mesmo assim, qualquer terapeuta de casal, assim como inúmeras pesquisas, dirá que voltar-se um para o outro é a base da construção de uma ligação profunda e de confiança (Gottman & Silver, 1999).

A desconexão de nós mesmos, de nossas emoções e de nossos entes queridos tem resultados negativos para os relacionamentos e para a nossa saúde mental (Hari, 2018). Entretanto, somos cercados por coisas que nos tentam a fugir dos momentos vulneráveis. Nós nos entorpecemos, passando horas intermináveis nas redes sociais, ou nos atiramos ao trabalho e nos tornamos ocupados demais para parar, ou nos afastamos das nossas relações para nos obcecarmos com nosso aprimoramento, de acordo com o que o mundo externo prega como o melhor caminho. Concentramo-nos em tentar parecer algo mais próximo da perfeição, ou em chegar mais perto da riqueza. Não é de nada disso que nossa conexão realmente precisa para funcionar.

Então, o que funciona? Eis o que dizem os especialistas sobre as maneiras de desenvolver ligações significativas e duradouras:

- **Autoconsciência.** Os relacionamentos são difíceis porque nem sempre temos acesso àquilo que a outra pessoa necessita, pensa ou sente. Mas podemos ter acesso a isso em nós mesmos. O lugar mais poderoso para você começar a melhorar os seus relacionamentos é na relação consigo mesmo – não em uma cruzada de autoacusação e autoagressão, mas com curiosidade e compaixão, compreendendo os ciclos em que parecemos ficar aprisionados e o que pode ter nos tornando vulneráveis a isso. Essa compreensão prepara o terreno para elaborarmos a maneira de romper esses ciclos. Nem sempre podemos garantir que a outra pessoa em um relacionamento se inclinará dessa maneira para a autorreflexão. Mas, se começarmos a introduzir mudanças nos nossos comportamentos, isso pode convidar a outra pessoa a também reagir de maneira diferente. Isso não significa nos modificarmos e torcermos para que ela também se modifique. Significa nos concentrarmos em quem queremos ser no relacionamento, em como queremos nos portar e no que queremos levar para a relação, bem como onde se situam nossos limites e por quê.
- **Receptividade afetiva.** As fortes emoções que sentimos quando um relacionamento tem problemas não são irracionais. A ligação emocional segura é uma prioridade suprema para o nosso cérebro, que tem a tarefa de nos ajudar a sobreviver. Quando gritamos, choramos, nos retraímos e nos calamos, estamos todos fazendo a mesma coisa, só que de maneiras diferentes. As perguntas são: "Você está do meu lado? Eu tenho importância suficiente para você ficar? Quando eu mais precisar de você, qual será sua atitude?" Os

estilos de apego que discutimos antes são as maneiras diferentes pelas quais aprendemos a fazer tais perguntas. Quando intuímos ter perdido a nossa ligação com alguém, o nosso cérebro aciona os alarmes de luta ou de fuga e começamos a fazer seja o que for para recuperarmos a sensação de segurança. Para alguns, a solução é agredir; para outros, recuar e se esconder, ou fechar as janelas afetivas e não deixar transparecer que dá a mínima importância. Depois que entramos em um ciclo de ataques e afastamentos, parece quase impossível voltarmos a nos unir, ainda que a desconexão tenha sido a causa do sofrimento. Em seu livro *Abrace-me apertado*, Sue Johnson, professora de psicologia clínica e especialista na terapia de casal focalizada na emoção, sugere que, quando não nos reconectamos, continuamos a nos sentir isolados e distantes. A única maneira de voltarmos atrás é nos aproximarmos emocionalmente e tranquilizarmos um ao outro. Ela assinala que, enquanto um parceiro pode culpar ou agredir em uma tentativa frenética de buscar uma reação emocional, a outra pessoa tende a receber a mensagem de que está falhando e a se imobilizar ou recuar ainda mais. Para remediar isso, podemos exercitar nossa sintonia com os anseios de ligação do nosso parceiro e com as suas necessidades de apego. Isso é mais fácil de falar que de fazer quando estamos tomados pela emoção, de modo que também envolve, inevitavelmente, trabalhar na autotranquilização e controlar a nossa própria aflição. Em segundo lugar, inclui responder com sensibilidade, bondade e compaixão às dicas de apego, deixando a outra pessoa saber que é importante para nós. É crucial que, ao fazermos isso, continuemos engajados, próximos e atentos, em vez de nos afastarmos (Johnson, 2008).

- **Queixas respeitosas.** Quase todas as pessoas têm uma ideia do tipo de reação que as ajuda a compreender uma mensagem e a aprender, e do tipo de reação que as faz entrar em uma espiral de vergonha. Quando se entra no jogo da culpabilização, ninguém sai ganhando. Construir um relacionamento saudável não é abrir mão das suas próprias necessidades para agradar outra pessoa, mas realmente requer que usemos a compaixão e o carinho que gostaríamos de receber ao lidar com frustrações e problemas.

Os relacionamentos saudáveis não estão livres de conflitos. Precisam de trabalho no reparo cuidadoso de rupturas da conexão. Sejam quais forem os detalhes de cada conflito específico, cada indivíduo continua a ter a mesma necessidade básica de se sentir amado e parte de alguma coisa, de se sentir aceito tal como é, separadamente dos erros ou de padrões de comportamento contraproducentes. Um dos aspectos fundamentais da terapia, que cria uma base sólida para a capacidade de autorreflexão e de trabalho em prol da mudança, é a criação de um relacionamento em que haja aceitação, ausência de juízos de valor e uma consideração positiva incondicional. Quando nos sentimos sob ataque ou sendo abandonados, quando nos sentimos envergonhados ou desvalorizados, não ficamos em condições de pensar com clareza sobre qual seria o melhor caminho a seguir. Entramos no modo de sobrevivência. Ao lidar com uma conversa difícil, a reflexão e a preparação cuidadosa sobre como abordaremos esse diálogo tendem a ter melhor resultado do que deixar que a frustração tome a dianteira, com uma torrente de críticas e desprezo. Concentrar o uso da linguagem em comportamentos concretos, e não em ataques generalizantes à personalidade de alguém, ajuda a manter a calma de todos. Saber com clareza exatamente o que se está sentindo e do que se necessita ajuda a tirar de cena os jogos de adivinhação, e também é bom começar demonstrando a apreciação e o respeito com que gostaríamos de ser tratados, caso os papéis se invertessem. É claro que nada disso é fácil, especialmente quando as emoções são intensas. Tudo exige que continuemos retornando aos nossos valores pessoais a respeito do tipo de parceiro que queremos ser.

- **Reparações.** Quando se trata de fazer reparações, a nossa prioridade é a reconexão. Inevitavelmente, ela envolve o reconhecimento do papel de cada um no que aconteceu, além de concessões e ajustes por parte dos dois indivíduos. A reconexão também exige os ingredientes que criaram originalmente a conexão: aceitação, compaixão, amor e gratidão um pelo outro. Ter acesso a isso é quase impossível quando as emoções se exacerbam, de modo que não precisa acontecer de imediato. Não há problema em minimizar os danos, reservando um tempinho para recuar e recuperar a calma, antes de tornar a abordar o assunto de maneira mais habilidosa. Tudo isso soa idealista, e a vida real nem sempre se dá dessa maneira; é bem difícil superar antigos hábitos. Mas não adianta ser um perfeccionista dos relacionamentos. Às vezes, agimos da maneira errada. A chave está na persistência e no compromisso de dar um passo atrás, reavaliar e fazer o melhor possível para restaurar o relacionamento quando as coisas correm mal. Tudo o que se repete por um número suficiente de vezes torna-se natural.

- **Voltar-se para a gratidão**. Em capítulos anteriores, falei do valor de redirecionar o foco da atenção para a gratidão. No corre-corre da vida cotidiana, é fácil darmos mais atenção ao parceiro quando precisamos que ele se manifeste e mude alguma coisa, ou quando ele nos está causando alguma frustração. Tomar a decisão consciente de focalizar as coisas que admiramos e valorizamos nele é uma tarefa relativamente simples, capaz de modificar não apenas o nosso estado emocional, mas também o modo pelo qual optamos por nos comportar com o outro.

- **Compartilhamento de propósitos e valores**. Quando optamos por passar a vida com outra pessoa, não devemos rever valores nem observar o panorama geral sozinhos. Descobrir onde nossos valores pessoais se encaixam e se superpõem aos de nossos parceiros, bem como respeitar todos os valores quando eles diferem, são atitudes-chave para um relacionamento capaz de suportar os desafios da vida. Isso pode começar pela relação, pelo modo como cada um quer cuidar e ser cuidado, como quer comunicar e ouvir as comunicações do outro, apoiar e ser apoiado. Também pode se expandir para considerar as metas pessoais e os sonhos compartilhados para a vida em comum. Talvez haja aspectos do relacionamento e da vida familiar que sejam sagrados para ambos, ao passo que haverá outros que um parceiro defenderá por saber como são importantes para o companheiro – por exemplo, estar presente em eventos com parentes que podem não ser os seus favoritos, por saber o quanto seu parceiro precisa que você esteja presente para apoiá-lo. Como descrevi em capítulos anteriores, saber com clareza o que é mais importante funciona como uma bússola e um mapa quando não temos certeza de como seguir adiante. Quando se está em um relacionamento, reservar tempo para entender o que é essencial para o parceiro pode ajudar o casal a aprofundar a sua ligação e a criar uma relação em que os dois possam crescer e florescer.

Caixa de ferramentas: Saiba com clareza o tipo de parceiro que você quer ser

As seguintes perguntas podem ajudar a explorar os valores comuns do casal. Você pode usá-las para refletir sobre qualquer dos relacionamentos da sua vida. Como não podemos impor mudanças aos outros, devemos compreender e identificar o que podemos fazer como indivíduos.

- Com qual dos estilos de apego listados neste capítulo você se identifica?
- Como ele aparece nos seus relacionamentos?
- Como você pode expressar compaixão pelas consequências inesperadas das experiências que viveu no passado, ao mesmo tempo assumindo a responsabilidade pelo seu futuro?
- Que aspectos do seu parceiro e do relacionamento você valoriza, sentindo-se grato por eles?
- Que tipo de parceiro você quer ser no relacionamento?
- Que pequenas mudanças poderiam ajudá-lo a caminhar nessa direção?

Resumo do capítulo

- Em matéria de felicidade, os relacionamentos superam o dinheiro, a fama, a classe social e tudo aquilo que nos dizem para perseguir.
- Nossos relacionamentos e a felicidade que deriva deles não são desvinculados da nossa saúde geral; estão no cerne da equação.
- Trabalhar em si mesmo contribui para os relacionamentos, e trabalhar nos relacionamentos nos melhora como pessoa.
- Os estilos de apego dos primeiros anos de vida podem se refletir com frequência nos nossos relacionamentos da idade adulta.

CAPÍTULO 36

Quando buscar ajuda

Prezada Dra. Julie,

Vi os seus vídeos. Eles me inspiraram a começar a terapia. Até agora, ela está correndo muito bem e as coisas começam a melhorar para mim.

Obrigado.

Se você está se perguntando por que é importante falar sobre saúde mental, aqui está uma razão. No primeiro ano em que ofereci educação sobre saúde mental na internet, perdi a conta do número de mensagens que recebi como a que inicia este capítulo. Em cada uma delas, as palavras eram diferentes e as histórias eram singulares, mas a mensagem era a mesma. E não sou apenas eu. Há pessoas falando de saúde mental e terapia em toda a internet. Pessoalmente, isso é o que posso fazer.

Quando a saúde mental oscila, pode ser ainda mais difícil tomar decisões e agir. Por isso, procurar a ajuda de que você necessita torna-se mais árduo. E não existe um conjunto de regras que lhe diga quando é hora de fazer isso.

Uma pergunta que me fazem com frequência é quando buscar ajuda profissional. A resposta curta é: a qualquer momento em que você sinta preocupação com a sua saúde mental.

Para muitas pessoas há enormes barreiras ao acesso aos profissionais de saúde mental. Desde tabus culturais e serviços caros até falta de disponibilidade e recursos, há obstáculos muito reais que impedem um imenso número de pessoas de obter serviços que lhes poderiam ser úteis. Superar cada um desses obstáculos é um gigantesco desafio a ser enfrentado pela sociedade. Se você tem a sorte de contar com o acesso a serviços, e caso sinta alguma apreensão quanto à sua saúde mental, dar esse passo pode significar uma transformação de vida. A simples visita a um profissional e o início da conversa lhe permitirão explorar suas opções.

Algo que sempre ouço dos indivíduos que vêm falar sobre terapia é que eles não se sentem dignos de fazê-la. Outras pessoas devem viver coisas piores. Por isso, esperam até um ponto de ruptura para dar esse passo, quando a colina a ser escalada já se transformou em uma montanha. Esperar até chegar ao leito de morte para procurar ajuda nunca é uma boa estratégia para manter a saúde, tanto física quanto mental. A verdade é que sempre haverá alguém em pior situação. Mas, se você tem a chance de usar a ajuda profissional no caminho, é possível que a sua saúde mental agradeça e que a sua vida venha a se modificar além da sua compreensão atual. Acredite em mim. Já vi isso acontecer. Vi pessoas saírem das profundezas do desespero, darem um passo atrás na borda do precipício e iniciarem o trabalho de transformar sua vida. Isso acontece, e pode acontecer com você. Não em um dia nem em uma semana, mas em muitos dias e muitas semanas de compromisso com a sua saúde e com a vida que você quer construir.

Quando não há maneira de ter acesso à ajuda profissional, precisamos mais do que nunca uns dos outros. A internet tornou mais disponíveis inúmeros recursos educacionais e deu início a uma conversa global sobre saúde mental. Pessoas que antes se sentiam sozinhas em sua luta começam a compreender que as oscilações da saúde mental, assim como as da saúde física, são uma parte normal de sermos humanos. Começam a ser contadas histórias de recuperação, cura e crescimento. Sementes de esperança estão sendo plantadas. Começa a se fazer ouvir a mensagem de que a nossa saúde mental não está inteiramente fora do nosso alcance. Não estamos à mercê de estados emocionais que nos derrubam. Existem coisas que podemos aprender, mudanças que podemos fazer para assumir a responsabilidade pela nossa saúde. Isso envolve aprender tudo o que é possível e esteja ao nosso alcance, e trabalhar com empenho para experimentar novidades, cometer erros, tentar de novo, aprender um pouco mais e seguir em frente.

Em um mundo ideal, todas as terapias que funcionam estariam disponíveis para todas as pessoas necessitadas. Mas não temos esse mundo ideal. Por isso, se não houver serviços profissionais disponíveis, use todas as oportunidades que puder para aprender e para conversar com pessoas em quem você confie. A conexão humana e a educação podem transformar nossa saúde mental.

> **Resumo do capítulo**
>
> - A melhor hora de buscar apoio para a sua saúde mental é a qualquer momento em que você se sinta apreensivo com ela.
> - Se você não sabe muito bem de que ajuda necessita, um profissional poderá ajudá-lo a descobrir.
> - Em um mundo ideal, os serviços terapêuticos estariam disponíveis para todos, mas infelizmente a realidade não é essa.
> - Se não houver serviços acessíveis, use todas as oportunidades para aprender tudo o que puder sobre como se recuperar e use o apoio de pessoas queridas em quem você confie.

Bibliografia

Parte 1: Sobre o baixo-astral

BECK, A. T.; RUSH, A. J.; SHAW, B. F.; EMERY, G. *Terapia cognitiva da depressão*. Rio de Janeiro: Zahar, 1982.

BREZNITZ, S.; HEMINGWAY, C. *Maximum Brainpower: Challenging the Brain for Health and Wisdom*. Nova York: Ballantine Books, 2012.

BROWN, S.; MARTINEZ, M. J.; PARSONS, L. M. Passive Music Listening Spontaneously Engages Limbic and Paralimbic Systems. *Neuroreport*, v. 15, n. 13, p. 2033-2037, 2004.

CLARKE, I.; NICHOLLS, H. *Third Wave CBT Integration for Individuals and Teams: Comprehend, Cope and Connect*. Londres: Routledge, 2017.

COLCOMBE, S.; KRAMER, A. F. Fitness Effects on the Cognitive Function of Older Adults. A Meta-analytic Study. *Psychological Science*, v. 14, n. 2, p. 125-130, 2003.

CREGG, D. R.; CHEAVENS, J. S. Gratitude Interventions: Effective Self-help? A Meta-analysis of the Impact on Symptoms of Depression and Anxiety. *Journal of Happiness Studies*, 2020. Disponível em: https://doi.org/10.1007/s10902-020-00236-6. Acesso em: 28 jun. 2022.

DISALVO, D. *Brain Changer: How Harnessing Your Brain's Power to Adapt Can Change Your Life*. Dallas: BenBella Books, 2013.

FELDMAN BARRETT, L. *How Emotions Are Made. The Secret Life of The Brain*. Londres: Pan Macmillan, 2017.

GILBERT, P. *Superando a depressão*. São Paulo: Nova Cultural/Círculo do Livro, 1997.

GREENBERGER, D.; PADESKY, C. A. *A mente vencendo o humor: mude como você se sente, mudando o modo como você pensa*. Porto Alegre: Artmed, 2017.

INAGAKI, T. K.; EISENBERGER, N. I. Neural Correlates of Giving Support to a Loved One. *Psychosomatic Medicine*, v. 74, n. 1, p. 3-7, 2012.

JACKA, F. N. *Brain Changer*. Londres: Yellow Kite, 2019.

JACKA, F. N.; O'NEIL, A., OPIE, R. *et al.*. A Randomized Controlled Trial of Dietary Improvement for Adults with Major Depression (the 'SMILES' Trial). *BMC Medicine*, v. 15, n. 1, p. 23, 2017.

JOSEFSSON, T.; LINDWALL, M.; ARCHER, T. Physical Exercise Intervention in Depressive Disorders: Meta Analysis and Systemic Review. *Medicine and Science in Sports*, v. 24, n. 2, p. 259-272, 2013.

JOSEPH, N. T.; MYERS, H. F.; SCHETTINO, J. R. *et al.*. Support and Undermining in Interpersonal Relationships are Associated with Symptom Improvement in a Trial of Antidepressant Medication. *Psychiatry*, v. 74, n. 3, p. 240-254, 2011.

KIM, W.; LIM, S. K.; CHUNG, E. J.; WOO, J. M. The Effect of Cognitive Behavior Therapy-Based Psychotherapy Applied in a Forest Environment on Physiological Changes and Remission of Major Depressive Disorder. *Psychiatry Investigation*, v. 6, n. 4, p. 245-254, 2009.

MCGONIGAL, K. *The Joy of Movement*. Toronto: Avery, 2019.

MURA, G.; MORO, M. F.; PATTEN, S. B.; CARTA, M. G. Exercise as an Add-on Strategy for the Treatment of Major Depressive Disorder: A Systematic Review. *CNS Spectrums*, v. 19, n. 6, p. 496-508, 2014.

NAKAHARA, H.; FURUYA, S.; OBATA, S. *et al.*. Emotion-related Changes in Heart Rate and its Variability During Performance and Perception of Music. *Annals of the New York Academy of Sciences*, v. 1169, p. 359-362, 2009.

OLSEN, C. M. Natural Rewards, Neuroplasticity, and Non-drug Addictions. *Neuropharmacology*, v. 61, n. 7, p. 1109-1122, 2011.

PETRUZZELLO, S. J.; LANDERS, D. M.; HATFIELD, B. D. *et al.*. A Meta-analysis on the Anxiety-reducing Effects of Acute and Chronic Exercise. Outcomes and Mechanisms. *Sports Medicine*, v. 11, n. 3, p. 143-182, 1991.

RAICHLEN, D. A.; FOSTER, A. D.; SEILLIER, A *et al.*. Exercise-induced Endocannabinoid Signaling is Modulated by Intensity. *European Journal of Applied Physiology*, v. 113, n. 4, p. 869-875, 2013.

SANCHEZ-VILLEGAS, A.; MARTÍNEZ-GONZALEZ, M. A.; ESTRUCH, R. *et al.* Mediterranean Dietary Pattern and Depression: the PREDIMED Randomized Trial. *BMC Medicine*, v. 11, p. 208, 2013.

SCHUCH, F. B.; VANCAMPFORT, D.; RICHARDS, J. *et al.* Exercise as a Treatment for Depression: A Meta-analysis Adjusting for Publication Bias. *Journal of Psychiatric Research*, v. 77, p. 24-51, 2016.

SINGH, N. A.; CLEMENTS, K. M.; FIATRONE, M. A. A Randomized Controlled Trial of the Effect of Exercise on Sleep. *Sleep*, v. 20 n. 2, p. 95-101, 1997.

TOPS, M., RIESE, H., OLDEHINKEL, A. J. *et al.* Rejection Sensitivity Relates to Hypocortisolism and Depressed Mood State in Young Women. *Psychoneuroendocrinology*, v. 33, n. 5, p. 551-559, 2008.

WALDINGER, R.; SCHULZ, M. S. What's Love Got to Do With It?: Social Functioning, Perceived Health, and Daily Happiness in Married Octogenarians. *Psychology and Aging*, v. 25, n. 2, p. 422-431, 2010.

WANG, J.; MANN, F.; LLOYD-EVANS, B. *et al.* Associations Between Loneliness and Perceived Social Support and Outcomes of Mental Health Problems: a Systematic Review. *BMC Psychiatry*, v. 18, p. 156, 2018.

WATKINS, E. R.; ROBERTS, H. Reflecting on Rumination: Consequences, Causes, Mechanisms and Treatment of Rumination. *Behaviour, Research and Therapy*, v. 127, 2020.

Parte 2: Sobre a motivação

BARTON, J.; PRETTY., J. What is the Best Dose of Nature and Green Exercise for Improving Mental Health? A Multi-study Analysis. *Environmental Science & Technology*, v. 44, p. 3947-3955, 2010.

CREDE, M.; TYNAN, M.; HARMS, P. Much Ado About Grit: a Meta-analytic Synthesis of the Grit Literature. *Journal of Personality and Social Psychology*, v. 113, n. 3, 2017, p. 492-511.

DUCKWORTH, A. L.; PETERSON, C.; MATTHEWS, M. D.; KELLY, D. R. Grit: Perseverance and Passion for Long-term Goals. *Journal of Personality and Social Psychology*, v. 92, n. 6, p. 1087-1101, 2007.

DUHIGG, C. *O poder do hábito: por que fazemos o que fazemos na vida e nos negócios*. Rio de Janeiro: Objetiva, 2016.

GILBERT, P.; MCEWAN, K.; MATOS, M.; RIVIS, A. Fears of Compassion: Development of Three Self-report Measures. *Psychology and Psychotherapy*, v. 84, n. 3, p. 239-255, 2010.

HUBERMAN, A. O professor Andrew Huberman descreve a assinatura biológica das recompensas internas de curto prazo em seu podcast e seu canal no YouTube, The Huberman Lab.

LIEBERMAN, D. Z.; LONG, M. *The Molecule of More*. Dallas: BenBella Books, 2019.

LINEHAN, M. *Terapia cognitivo-comportamental para transtorno da personalidade borderline: guia do terapeuta*. Porto Alegre: Artmed, 2010.

MCGONIGAL, K. *Os desafios à força de vontade: como o autocontrole funciona, por que ele é importante e como aumentar o seu*. Rio de Janeiro: Fontanar, 2013.

OATEN, M.; CHENG, K. Longitudinal Gains in Self-regulation from Regular Physical Exercise. *British Journal of Health Psychology*, v. 22, p. 717-733, 2006.

PETERS, J.; BUCHEL, C. Episodic Future Thinking Reduces Reward Delay Discounting Through an Enhancement of Prefrontal-Mediotemporal Interactions. *Neuron*, v. 66, p. 138-148, 2010.

RENSBURG, J. V.; TAYLOR, K. A.; HODGSON, T. The Effects of Acute Exercise on Attentional Bias Towards Smoking-related Stimuli During Temporary Abstinence from Smoking. *Addiction*, v. 104, p. 1910-1917, 2009.

WOHL, M. J. A.; PSYCHYL, T. A.; BENNETT, S. H. I Forgive Myself, Now I Can Study: How Self-forgiveness for Procrastinating Can Reduce Future Procrastination. *Personality and Individual Differences*, v. 48, p. 803-808, 2010.

Parte 3: Sobre a dor emocional

FELDMAN BARRETT, L. *How Emotions Are Made. The Secret Life of The Brain*. Londres: Pan Macmillan, 2017.

INAGAKI, T. K.; EISENBERGER, N. I. Neural Correlates of Giving Support to a Loved One. *Psychosomatic Medicine*, v. 74, n. 1, p. 3-7, 2012.

KASHDAN, T. B.; FELDMAN BARRETT, L.; MCKNIGHT, P. E. Unpacking Emotion Differentiation: Transforming Unpleasant Experience by Perceiving Distinctions in Negativity. *Current Directions in Psychological Science*, v. 24, n. 1, p. 10-16, 2015.

LINEHAN, M. *Terapia cognitivo-comportamental para transtorno da personalidade borderline: guia do terapeuta*. Porto Alegre: Artmed, 2010.

STARR, L. R.; HERSHENBERG, R.; SHAW, Z. A.; LI, Y. I.; SANTEE, A. C. The Perils of Murky Emotions: Emotion Differentiation Moderates the Prospective Relationship between Naturalistic Stress Exposure and Adolescent Depression. *Emotion*, v. 20, n. 6, p. 927-938, 2020. Disponível em: https://doi.org/10.1037/emo0000630. Acesso em: 28 jun. 2022.

WILLCOX, G. The Feeling Wheel. *Transactional Analysis Journal*, v. 12, n. 4, p. 274-276, 1982.

Parte 4: Sobre o luto

BUSHMAN, B. J. Does Venting Anger Feed or Extinguish the Flame? Catharsis, Rumination, Distraction, Anger, and Aggressive Responding. *Personality and Social Psychology Bulletin*, v. 28, n. 6, p. 724-731, 2002.

KÜBLER-ROSS, E. *Sobre a morte e o morrer*. 10. ed. São Paulo: WMF Martins Fontes, 2018.

RANDO, T. A. *Treatment of Complicated Mourning*. Champaign: Research Press, 1993.

SAMUEL, J. *Grief Works. Stories of Life, Death and Surviving*. Londres: Penguin Life, 2017.

STROEBE, M. S.; SCHUT, H. A. The Dual Process Model of Coping with Bereavement: Rationale and Description. *Death Studies*, v. 23, n. 3, p. 197-224, 1999.

WORDEN, J. W.; WINOKUER, H. R. A Task-based Approach for Counseling the Bereaved. *In*: NEIMEYER, R. A.; HARRIS, D. L.; WINOKUER, H. R.; THORNTON, G. F. (Org.). *Series in Death, Dying and Bereavement. Grief and Bereavement in Contemporary Society: Bridging Research and Practice*. Abingdon: Routledge/Taylor & Francis Group, 2011.

ZISOOK, S.; LYONS, L. Bereavement and Unresolved Grief in Psychiatric Outpatients. *Journal of Death and Dying*, v. 20, n. 4, p. 307-322, 1990.

Parte 5: Sobre duvidar de si

BAUMEISTER, R. F.; CAMPBELL, J. D.; KRUEGER, J. I.; VOHS, K. D. Does High Self-esteem Cause Better Performance, Interpersonal Success, Happiness, or Healthier Lifestyles? *Psychological Science in the Public Interest*, v. 4, n. 1, p. 1-44, 2003.

CLARK, D. M.; WELLS, A. A cognitive model of social phobia. *In*: HEIMBERG, R. R. G.; LIEBOWITZ, M.; HOPE, D. A.; SCHEIER, S. (Org.). *Social Phobia: Diagnosis, Assessment and Treatment*. Nova York: Guilford Press, 1995.

COOLEY, C. H. *Human Nature and the Social Order*. Nova York: Scribner's, 1902. p. 183-184 [primeira utilização do termo "eu do espelho"].

GILOVICH, T.; SAVITSKY, K.; MEDVEC, V. H. The Spotlight Effect in Social Judgment: An Egocentric Bias in Estimates of the Salience of One's Own Actions and Appearance. *Journal of Personality and Social Psychology*, v. 78, n. 2, p. 211-222, 2000.

GRUENEWALD, T. L.; KEMENY, M. E.; AZIZ, N.; FAHEY, J. L. Acute Threat to the Social Self: Shame, Social Self-esteem, and Cortisol Activity. *Psychosomatic Medicine*, v. 66, p. 915-924, 2004.

HARRIS, R. *The Confidence Gap: From Fear to Freedom*. Londres: Hachette, 2010.

INAGAKI, T. K.; EISENBERGER, N. I. Neural Correlates of Giving Support to a Loved One. *Psychosomatic Medicine*, v. 74, n. 1, p. 3-7, 2012.

IRONS, C.; BEAUMONT, E. *The Compassionate Mind Workbook*. Londres: Robinson, 2017.

LEWIS, M.; RAMSAY, D. S. Cortisol Response to Embarrassment and Shame. *Child Development*, v. 73, n. 4, p. 1034-1045, 2002.

LUCKNER, R. S.; NADLER, R. S. *Processing the Adventure Experience: Theory and Practice*. Dubuque: Kendall Hunt, 1991.

NEFF, K. D.; HSEIH, Y.; DEJITTHIRAT, K. Self-compassion, Achievement Goals, and Coping with Academic Failure. *Self and Identity*, v. 4, p. 263-287, 2005.

WOOD, J. V.; PERUNOVIC, W. Q.; LEE, J. W. Positive Self-statements: Power for Some, Peril for Others. *Psychological Science*, v. 20, n. 7, p. 860-866, 2009.

Parte 6: Sobre o medo

FRANKL, V. E. *Man's Search for Meaning: An Introduction to Logotherapy*. Nova York: Simon & Schuster, 1984.

GESSER, G.; WONG, P. T. P.; REKER, G. T. Death Attitudes Across the Life Span. The Development and Validation of the Death Attitude Profile (DAP). *Omega*, v. 2, p. 113-128, 1988.

HAYES, S. C. *Get Out of Your Mind and Into Your Life: The New Acceptance and Commitment Therapy*. Oakland: New Harbinger, 2005.

IVERACH, L.; MENZIES, R. G.; MENZIES, R. E. Death Anxiety and its Role in Psychopathology: Reviewing the Status of a Transdiagnostic Construct. *Clinical Psychology Review*, v. 34, p. 570-593, 2014.

NEIMEYER, R. A. Grief, Loss, and the Quest for Meaning. *Bereavement Care*, v. 24, n. 2, p. 27-30, 2005.

YALOM, I. D. *De frente para o sol: como superar o terror da morte*. Rio de Janeiro: Agir, 2008.

Parte 7: Sobre o estresse

ABELSON, J. L.; ERICKSON, T. M.; MAYER, S. E. *et al.* Brief Cognitive Intervention Can Modulate Neuroendocrine Stress Responses to the Trier Social Stress Test: Buffering Effects of Compassionate Goal Orientation. *Psychoneuroendocrinology*, v. 44, p. 60-70, 2014.

ALRED, D. *The Pressure Principle.* Londres: Penguin, 2016.

AMITA, S.; PRABHAKAR, S.; MANOJ, I. *et al.* Effect of Yoga-nidra on Blood Glucose Level in Diabetic Patients. *Indian Journal of Physiology and Pharmacology*, v. 53, n. 1, p. 97-101, 2009.

BORCHARDT, A. R.; PATTERSON, S. M.; SENG, E. K. The Effect of Meditation on Cortisol: A Comparison of Meditation Techniques to a Control Group. Universidade de Ohio, Departamento de Psicologia Experimental da Saúde. Disponível em: http://www.irest.us/sites/default/files/Meditation%20on%20Cortisol%2012.pdf. Acesso em: 1º jul. 2022.

CROCKER, J.; OLIVIER, M.; NUER, N. Self-image Goals and Compassionate Goals: Costs and Benefits. *Self and Identity*, v. 8, p. 251-269, 2009.

FELDMAN BARRETT, L. *How Emotions Are Made. The Secret Life of The Brain.* Londres: Pan Macmillan, 2017.

FREDERICKSON, L. B. The Value of Positive Emotions. *American Scientist*, 2003.

HUBERMAN, A. (2021). Os podcasts do professor Andrew Huberman, The Huberman Lab, podem ser encontrados no YouTube.

INAGAKI, T. K.; EISENBERGER, N. I. Neural Correlates of Giving Support to a Loved One. *Psychosomatic Medicine*, v. 74, n. 1, p. 3-7, 2012.

JAMIESON, J. P.; CRUM, A. J.; GOYER, P. *et al.* Optimizing Stress Responses with Reappraisal and Mindset Interventions: An Integrated Model. *Stress, Anxiety & Coping: An International Journal*, v. 31, p. 245-261, 2018.

KRISTENSEN, T. S.; BIARRITZ, M.; VILLADSEN, E.; CHRISTENSEN, K. B. The Copenhagen Burnout Inventory: A New Tool for the Assessment of Burnout. *Work & Stress*, v. 19, n. 3, p. 192-207, 2005.

KUMARI, M.; SHIPLEY, M.; STAFFORD, M.; KIVIMAKI, M. Association of Diurnal Patterns in Salivary Cortisol with All-cause and Cardiovascular Mortality: Findings from the Whitehall II Study. *Journal of Clinical Endocrinology and Metabolism*, v. 96, n. 5, p. 1478-1485, 2011.

MASLACH, C.; JACKSON, S. E.; LEITER, M. P. *Maslach Burnout Inventory.* 3. ed. Palo Alto: Consulting Psychologists Press, 1996.

MCEWEN, B. S. The Neurobiology of Stress: from Serendipity to Clinical Relevance. *Brain Research*, v. 886, p. 172-189, 2000.

MCEWEN, B. S.; GIANAROS, P. J. Stress- and Allostasis-induced Brain Plasticity. *Annual Review of Medicine*, v. 62, p. 431-445, 2010.

MCGONIGAL, K. *Os desafios à força de vontade: como o autocontrole funciona, por que ele é importante e como aumentar o seu*. Rio de Janeiro: Fontanar, 2013.

MOGILNER, C.; CHANCE, Z.; NORTON, M. I. Giving Time Gives You Time. *Psychological Science*, v. 23, n. 10, p. 1233-1238, 2012.

MOSZEIK, E. N.; VON OERTZEN, T.; RENNER, K. H. Effectiveness of a Short Yoga Nidra Meditation on Stress, Sleep, and Well-being in a Large and Diverse Sample. *Current Psychology*, 2020. Disponível em: https://doi.org/10.1007/s12144-020-01042-2. Acesso em: 1º jul. 2022.

OSMO, F.; DURAN, V.; WENZEL, A. et al. The Negative Core Beliefs Inventory (NCBI): Development and Psychometric Properties. *Journal of Cognitive Psychotherapy*, v. 32, n. 1, p. 1-8, 2018.

SAPOLSKY, R. *Behave. The Biology of Humans at Our Best and Worst*. Londres: Vintage, 2017.

STELLAR, J. E.; JOHN-HENDERSON, N.; ANDERSON, C. L. et al. Positive Affect and Markers of Inflammation: Discrete Positive Emotions Predict Lower Levels of Inflammatory Cytokines. *Emotion*, v. 15, n. 231, p. 129-133, 2015.

STRACK, J.; ESTEVES, F. Exams? Why Worry? The Relationship Between Interpreting Anxiety as Facilitative, Stress Appraisals, Emotional Exhaustion, and Academic Performance. *Anxiety, Stress, and Coping: An International Journal*, p. 1-10, 2014.

WARE, B. *Antes de partir: uma vida transformada pelo convívio com pessoas diante da morte*. São Paulo: Geração Editorial, 2012.

Parte 8: Sobre uma vida significativa

CLEAR, J. *Atomic Habits*. Londres: Random House, 2018.

FELDMAN BARRETT, L. *How Emotions Are Made. The Secret Life of The Brain*. Londres: Pan Macmillan, 2017.

FLETCHER, E. *Stress Less, Accomplish More*. Londres: William Morrow, 2019.

GOTTMAN, J. M.; SILVER, N. *Sete princípios para o casamento dar certo*. Rio de Janeiro: Objetiva, 2000.

HARI, J. *Lost Connections*. Londres: Bloomsbury, 2018.

JOHNSON, S. *Abrace-me apertado: sete conversas para um amor duradouro*. São Paulo: Jardim dos Livros, 2012.

SAPOLSKY, R. *Behave. The Biology of Humans at Our Best and Worst*. Londres: Vintage, 2017.

SIEGEL, D. J.; HARTZELL, M. *Parenting from the Inside Out: How a Deeper Self--understanding Can Help You Raise Children Who Thrive*. Nova York: Tarcher Perigee, 2004.

THOMAS, M. *The Lasting Connection*. Londres: Robinson, 2021.

WALDINGER, R. *What Makes a Good Life? Lessons from the Longest Study on Happiness*, TEDx Beacon Street. Disponível em: https://www.ted.com/talks/robert_waldinger_what_makes_a_good_life_lessons_from_the_longest_study_on_happiness/transcript?rid=J7CiE5vP5I5t. Acesso em: 1º jul. 2022.

WARE, B. *Antes de partir: uma vida transformada pelo convívio com pessoas diante da morte*. São Paulo: Geração Editorial, 2012.

Figuras

Figura 1 – Variação adaptada, baseada no original publicado em: CLARKE, I.; WILSON, H. *Cognitive Behaviour Therapy for Acute Inpatient Mental Health Units: Working with Clients, Staff and the Milieu*. Abingdon: Routledge, 2009.

Figura 2 – Variação adaptada, baseada no original publicado em: GREENBERGER, D.; PADESKY, C. A. *Mind Over Mood*. 2. ed. Nova York: Guilford Press, 2016.

Figura 3 – Variação adaptada, baseada no original publicado em: CLARKE, I.; WILSON, H. *Cognitive Behavioural Therapy for Acute Inpatient Mental Health Units*. Sussex: Routledge, 2009.

Recursos

Este livro é sua caixa de ferramentas para melhorar ou favorecer a sua saúde mental e o seu bem-estar. Se você achar uma ferramenta ou abordagem específica especialmente útil, e se tiver interesse em saber mais sobre ela, veja a seguinte lista de livros correlatos de autoajuda:

CLARKE, I. *How to Deal with Anger: A 5-step CBT-based Plan for Managing Anger and Frustration*. Londres: Hodder & Stoughton, 2016.

GILBERT, P. *Overcoming Depression: A Self-help Guide Using Cognitive Behavioural Techniques*. Londres: Robinson, 1997.

GOTTMAN, J.; SILVER, N. *Sete princípios para o casamento dar certo*. Rio de Janeiro: Objetiva, 2000.

JACKA, F. *Brain Changer: How Diet Can Save Your Mental Health*. Londres: Yellow Kite, 2019.

JOHNSON, S. *Abrace-me apertado: sete conversas para um amor duradouro*. São Paulo: Jardim dos Livros, 2012.

KENNERLEY, H. *Overcoming Anxiety: A Self-help Guide Using Cognitive Behavioural Techniques*. Londres: Robinson, 2014.

KORB, A. *The Upward Spiral: Using Neuroscience to Reverse the Course of Depression, One Small Change at a Time*. Oakland: New Harbinger, 2015.

NEFF, K; GERMER, C. *The Mindful Self-compassion Workbook*. Nova York: Guilford Press, 2018.

OLIVER, J.; HILL, J.; ERIC MORRIS, E. *ACTivate Your Life: Using Acceptance and Mindfulness to Build a Life that is Rich, Fulfilling and Fun*. Londres: Robinson, 2015.

SAMUEL, J. *Grief Works*. Londres: Penguin Life, 2017.

THOMAS, M. *The Lasting Connection: Developing Love and Compassion for Yourself and Your Partner*. Londres: Robinson, 2021.

Agradecimentos

Muitos indivíduos brilhantes foram fundamentais para dar vida a este livro. Ninguém mais do que meu marido, Matthew. Obrigada a você por ter exercido cada um dos papéis exigidos por esta jornada turbulenta. Você foi pesquisador, diretor de criação, câmera, homem das ideias, editor, sócio comercial, orientador, professor domiciliar, amigo, crítico e tudo mais. Acreditou incessantemente em mim, até quando eu mesma não acreditava.

Obrigada a meus lindos filhotes, Sienna, Luke e Leon, pela sua paciência. Senti intensa falta de vocês enquanto escrevia. Espero que fazer parte disto os tenha inspirado a também procurarem alcançar seus sonhos. Com ou sem livro, vocês continuam a ser minhas maiores realizações e me enchem de mais orgulho do que qualquer trabalho jamais conseguiria.

Obrigada a meus pais, que, como sempre, foram muito além do que lhes cabia para dar aos meus filhos, da sua casa, o melhor lar possível quando eu precisava escrever. Tudo o que já consegui foi por vocês terem ralado arduamente no trabalho para me dar as oportunidades que nunca tiveram. Sou grata por isso todos os dias.

Obrigada a Pat e a David por sempre me darem apoio e incentivo.

Obrigada a Francesca Scambler por ter tomado a decisão de apostar em mim. Obrigada a Abigail Bergstrom, minha agente literária, que me inspirou desde o começo. Foi um privilégio trabalhar com você.

Um agradecimento especial vai para minha empresária, Zara Murdoch. Você foi uma incrível guia, mentora e super-heroína. E deixo também um grande agradecimento para Grace Nicholson, que completa a equipe dos sonhos e ajudou a possibilitar tudo isto.

Obrigada à minha editora, Ione Walder, pela sua paciência e pela sua bondade, que me ajudaram a transformar este texto em um livro de que eu pudesse me orgulhar. Agradeço a Daniel Bunyard por ter visto algo na minha proposta e ter me inspirado a trabalhar com a Penguin neste livro. Agradeço também a Ellie Hughes, Clare Parker, Lucy Hall, Vicky Photiou, Paula Flanagan, Aggie Russell, Lee Motley, Beth O'Rafferty, Nick Lowndes, Emma Henderson e Jane Kirby, por todo o trabalho nos bastidores da Penguin.

Obrigada a Amanda Hardy e Jessica Mason, por terem sido minhas torcedoras desde o começo e por me escutarem sem formular juízos de valor quando eu precisava reclamar de como era cansativa esta oportunidade inacreditável. Obrigada a Jackie por me olhar nos olhos e me dizer que eu era capaz justo quando eu mais precisava ouvir isso, e por garantir que eu tivesse tudo sem precisar providenciar tudo.

Agradeço a todos os meus clientes ao longo dos anos. Aprendi mais com cada um de vocês do que retribuí em ensinamentos, e me sinto privilegiada por ter caminhado ao lado de vocês em suas jornadas.

E obrigada a cada pessoa que resolveu me seguir em alguma das minhas contas nas redes sociais. Vocês construíram uma comunidade muito gentil e inspirada. Espero que este livro os ajude a enfrentar a vida, munidos de mais algumas das ferramentas de que vocês necessitam.

Preciso dar crédito às mentes incríveis que trabalharam com afinco para desenvolver terapias psicológicas baseadas em evidências e cujo trabalho foi benéfico para inúmeras pessoas. Queiram aceitar minhas desculpas se houver algum erro ou omissão no modo como traduzi seu trabalho.

Meu Instagram, @DrJulie, contém vídeos que fiz sobre os assuntos deste livro.

Ferramentas avulsas

Aqui estão alguns exemplos em branco das ferramentas encontradas ao longo do livro, para você experimentar preenchê-las.

Diagrama em corte transversal

PENSAMENTOS | EMOÇÕES

COMPORTAMENTOS | SENSAÇÕES FÍSICAS

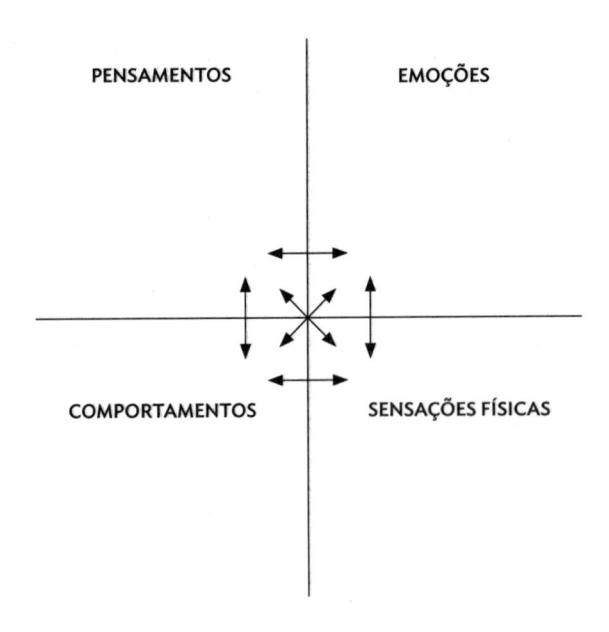

Diagrama em branco para dias ruins (ver figura 5, página 49).

PENSAMENTOS | EMOÇÕES

COMPORTAMENTOS | SENSAÇÕES FÍSICAS

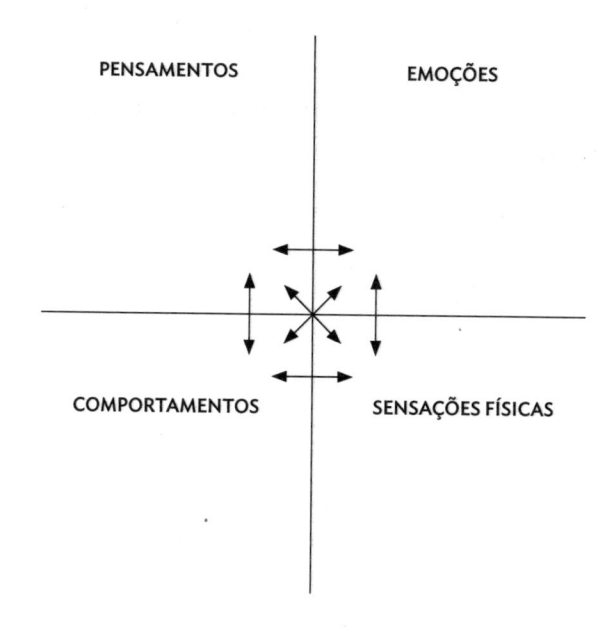

Diagrama em branco para dias melhores (ver figura 6, página 50).

Tabela dos valores

Use estas tabelas em branco para refletir sobre o que você mais valoriza em cada área da sua vida (ver páginas 228 e 229).

Valores, metas, comportamentos do dia a dia

Use estas tabelas em branco para traduzir seus valores em metas e em atos cotidianos (ver figura 11, página 228).

VALORES	METAS	COMPORTAMENTOS DO DIA A DIA

VALORES	METAS	COMPORTAMENTOS DO DIA A DIA

Estrela dos valores

Aqui estão mais algumas estrelas dos valores para você preencher. Use como exemplo a figura 12, da página 231.

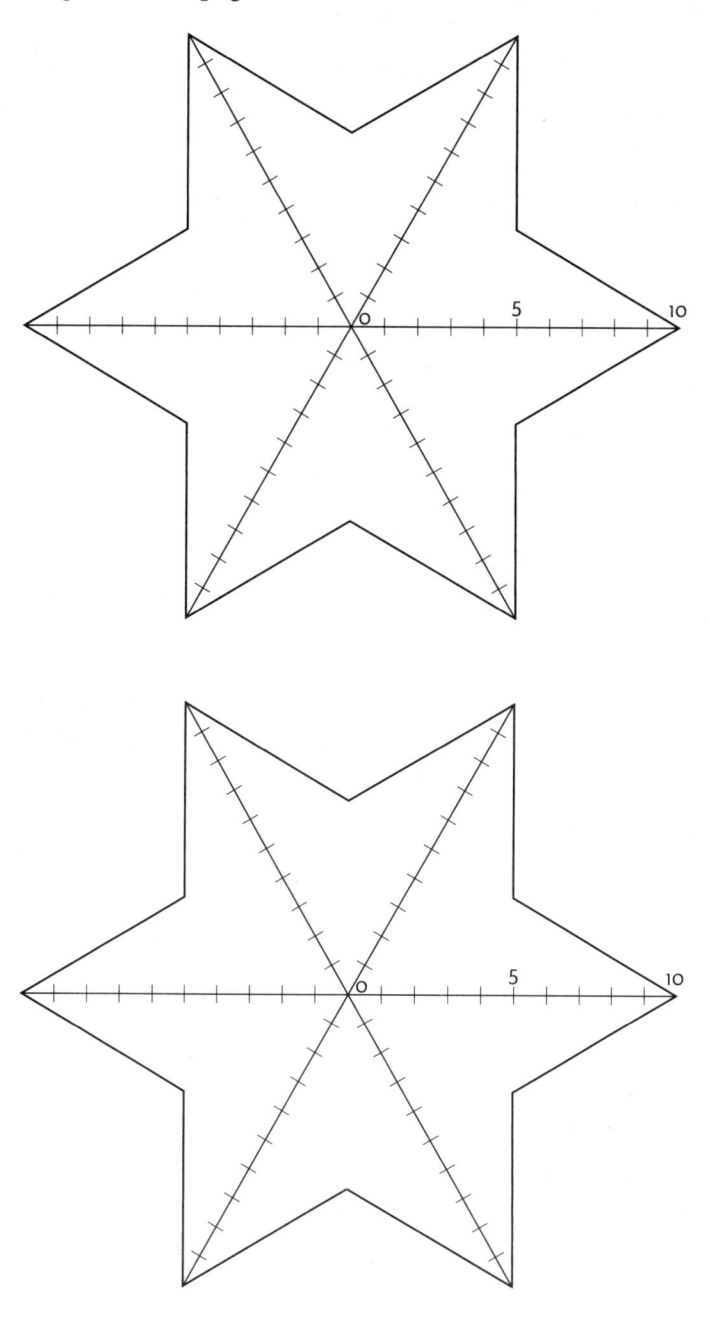

CONHEÇA ALGUNS DESTAQUES DE NOSSO CATÁLOGO

- Augusto Cury: Você é insubstituível (2,8 milhões de livros vendidos), Nunca desista de seus sonhos (2,7 milhões de livros vendidos) e O médico da emoção
- Dale Carnegie: Como fazer amigos e influenciar pessoas (16 milhões de livros vendidos) e Como evitar preocupações e começar a viver
- Brené Brown: A coragem de ser imperfeito – Como aceitar a própria vulnerabilidade e vencer a vergonha (600 mil livros vendidos)
- T. Harv Eker: Os segredos da mente milionária (2 milhões de livros vendidos)
- Gustavo Cerbasi: Casais inteligentes enriquecem juntos (1,2 milhão de livros vendidos) e Como organizar sua vida financeira
- Greg McKeown: Essencialismo – A disciplinada busca por menos (400 mil livros vendidos) e Sem esforço – Torne mais fácil o que é mais importante
- Haemin Sunim: As coisas que você só vê quando desacelera (450 mil livros vendidos) e Amor pelas coisas imperfeitas
- Ana Claudia Quintana Arantes: A morte é um dia que vale a pena viver (400 mil livros vendidos) e Pra vida toda valer a pena viver
- Ichiro Kishimi e Fumitake Koga: A coragem de não agradar – Como se libertar da opinião dos outros (200 mil livros vendidos)
- Simon Sinek: Comece pelo porquê (200 mil livros vendidos) e O jogo infinito
- Robert B. Cialdini: As armas da persuasão (350 mil livros vendidos)
- Eckhart Tolle: O poder do agora (1,2 milhão de livros vendidos)
- Edith Eva Eger: A bailarina de Auschwitz (600 mil livros vendidos)
- Cristina Núñez Pereira e Rafael R. Valcárcel: Emocionário – Um guia lúdico para lidar com as emoções (800 mil livros vendidos)
- Nizan Guanaes e Arthur Guerra: Você aguenta ser feliz? – Como cuidar da saúde mental e física para ter qualidade de vida
- Suhas Kshirsagar: Mude seus horários, mude sua vida – Como usar o relógio biológico para perder peso, reduzir o estresse e ter mais saúde e energia

sextante.com.br